自律神経失調症がみるみる改善する100のコツ

主婦の友社編

体と生活を自分でコントロールしていくことから

不眠、冷え症、ほてり、便秘、下痢、めまい、動悸、息切れ、頭痛、イライラ、倦怠感、吐きけ、肩こり……　自律神経失調症の症状は、実にさまざま。性別、年齢、人によっても大きく違います。なぜ、このような不快症状に見舞われてしまうのでしょうか。

自律神経とは、交感神経と副交感神経という2つの神経が互いにバランスよく働いて心臓を動かしたり、体温を調節したりする、生命の維持に直接関係する神経。私たちの意志でコントロールできないこの自律神経が、過度のストレスや不規則な生活リズム、ホルモン分泌の失調、生活環境の変化などでバランスをくずされると、先にあげたような不定愁訴を引き起こすのです。

自律神経失調症は病院で医師の診断のもとに薬などを使って治すこともあります。けれど、その場合でも、治療の基本は、ストレスなどの病気の原因に気づき、自分で自分の体と生活をコントロールしていくことから始まります。この本では、この「自分でコントロールする」を主眼として、自律神経失調症から起きる代表的な症状をご家庭で手軽に治すコツをズラリとそろえました。ご自分の体のぐあいを確かめ、食事、体操、マッサージなど、やりやすいものからお試しください。あなたの不快症状を改善する一助となれば幸いです。

主婦の友社

自律神経失調症がみるみる改善する100のコツ——◎目次

冷え症やほてりに

表紙カバーデザイン／鳥居　満
表紙カバーイラスト／石田純子
本文レイアウト／藤貫豪岳（主婦の友社制作室）
本文写真／主婦の友社写真室
本文イラスト／瀬川尚志
編集・製作／中村茂雄（りんりん舎）
担当／岩崎　公（主婦の友社）

1章

自律神経失調症の
原因を理解する

自律神経失調症は**神経のバランスの乱れ**が原因。自律訓練法が改善への近道

●原因不明の体の不調が自律神経失調症のことも

自律神経失調症は、ひと言でいうと「ストレスなどの影響で交感神経と副交感神経のバランスがくずれ、そのために体にさまざまなトラブルが起こる病気」。主な症状としては、だるさや頭痛、めまい、動悸などがあります。

自律神経とは、ホルモン系、免疫系とともに私たちの体をコントロールしている大事な体内コントロールシステムです。呼吸、血流、体温調整、発汗、心拍などは、私たちが意識しなくても自律神経の働きによって正常に働いているのです。

自律神経には交感神経と副交感神経という2種類の神経があります。呼吸を例にとると、吸うときには交感神経、吐くときは副交感神経が働きます。この2つの自律神経のバランスがうまく保たれることで、私たちは快適な生活を送ることができます。当然、この自律神経のバランスがくずれると、私たちの体は不調になってしまいます。その仕組みを具体的に説明していきましょう。

生命を維持する自律神経の働き

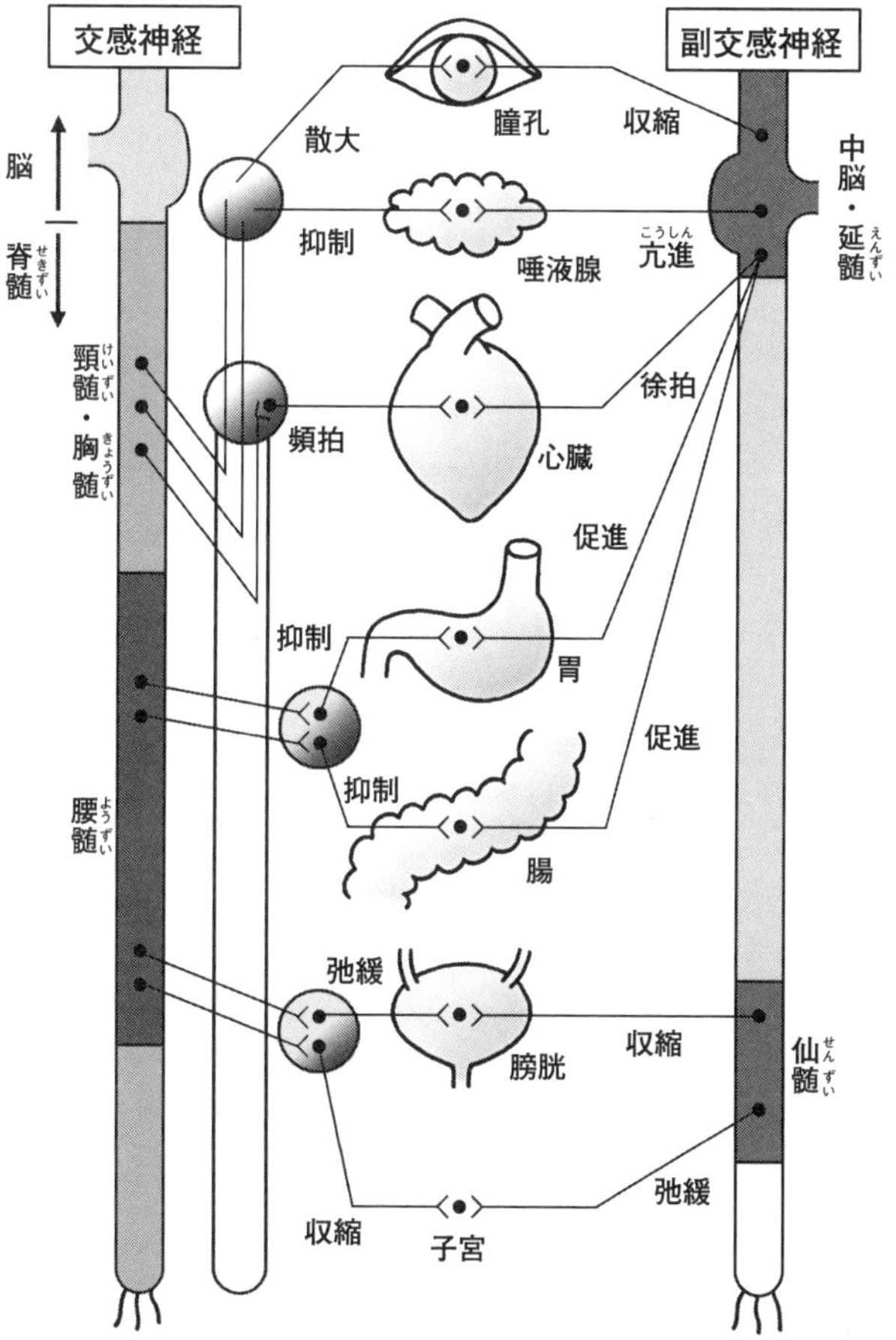

自律神経失調症の代表的な症状

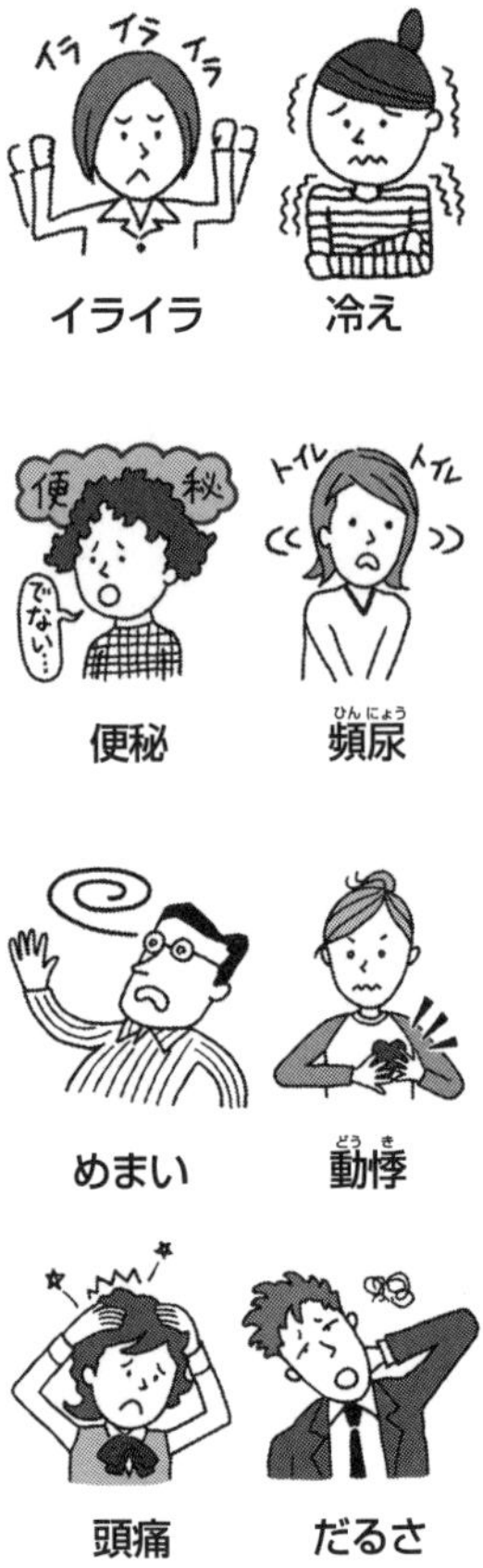

交感神経が正常に働かず活発化しすぎると高血圧、動悸、イライラなどが起こり、反対に働きが鈍ると頭痛やめまい、冷えなどが起こります。

副交感神経が活発になりすぎると便秘や胃もたれ、神経系の下痢などが多くなります。反対に弱まると不眠、慢性疲労などが起こると考えられます。このことから、自律神経の乱れは体のあらゆる不調の原因になるということがよくわかります。

自律神経失調症に悩む患者さんは多く、私の診療所にも内科から回ってくる人がいます。内科では、不調の原因が完全にはわからないケースがあるのです。原因不明の体の不調が自律神経失調症と診断されるケースが多いのはこのためです。

●自律訓練法やビタミンB_{12}の摂取が効果的

自律神経失調症になるのは男性にくらべると女性、とくに20～40代女性に多いといわれています。その理由は「女性ホルモンの動向と関係がある」という説が有力で、急速に体が変化する時期、つまり生理が始まる前後の思春期や妊娠および産後、あるいは閉経期の更年期に起こりやすいとされています。ですから、その治療は、けっして自己判断せずに病院で原因をはっきりつかみ、適切に行う必要があります。

自律神経失調症の治療法のひとつに、「自律訓練法」（14ページ）というものがあります。自己暗示を行い、精神的・身体的な不安や緊張をとり除いていくリラクゼーション法のひとつで、精神を安定させる方法としてとても効果的です。**自律訓練法は、いったんマスターすればいつでもどこでもできる治療法なので、ぜひ一度実践してみてください。**

また日常の食生活でも、自律神経によい栄養を積極的にとりたいものです。その栄養とはズバリ、ビタミンB_{12}です。ビタミンB群には、お互いに協力し合って神経系を正常に機能させるような働きがあります。その中でもビタミンB_{12}は、タンパク質の代謝や、血液中の赤血球をつくるのに重要な働きをしており、糖質や脂肪の代謝にも関係しています。また、ビタミンB_{12}は神経細胞内の核酸やタンパク質、脂質の合成を助け、精神的なバランスの安定、集中力や記憶力を高めています。ですから、このビタミンB_{12}が欠乏すると神経過

自律訓練法のやり方

自己暗示を行い、精神的・身体的な不安や緊張をとり除く自律訓練法の利点は、いったんマスターすれば、いつでもどこでもできること。リラクゼーション療法として、とても有効な方法である。

まず、イスにすわるかベッドに横になって、腹式呼吸をしながら目を閉じ、頭の中で次のように何度も繰り返しイメージしてみる。

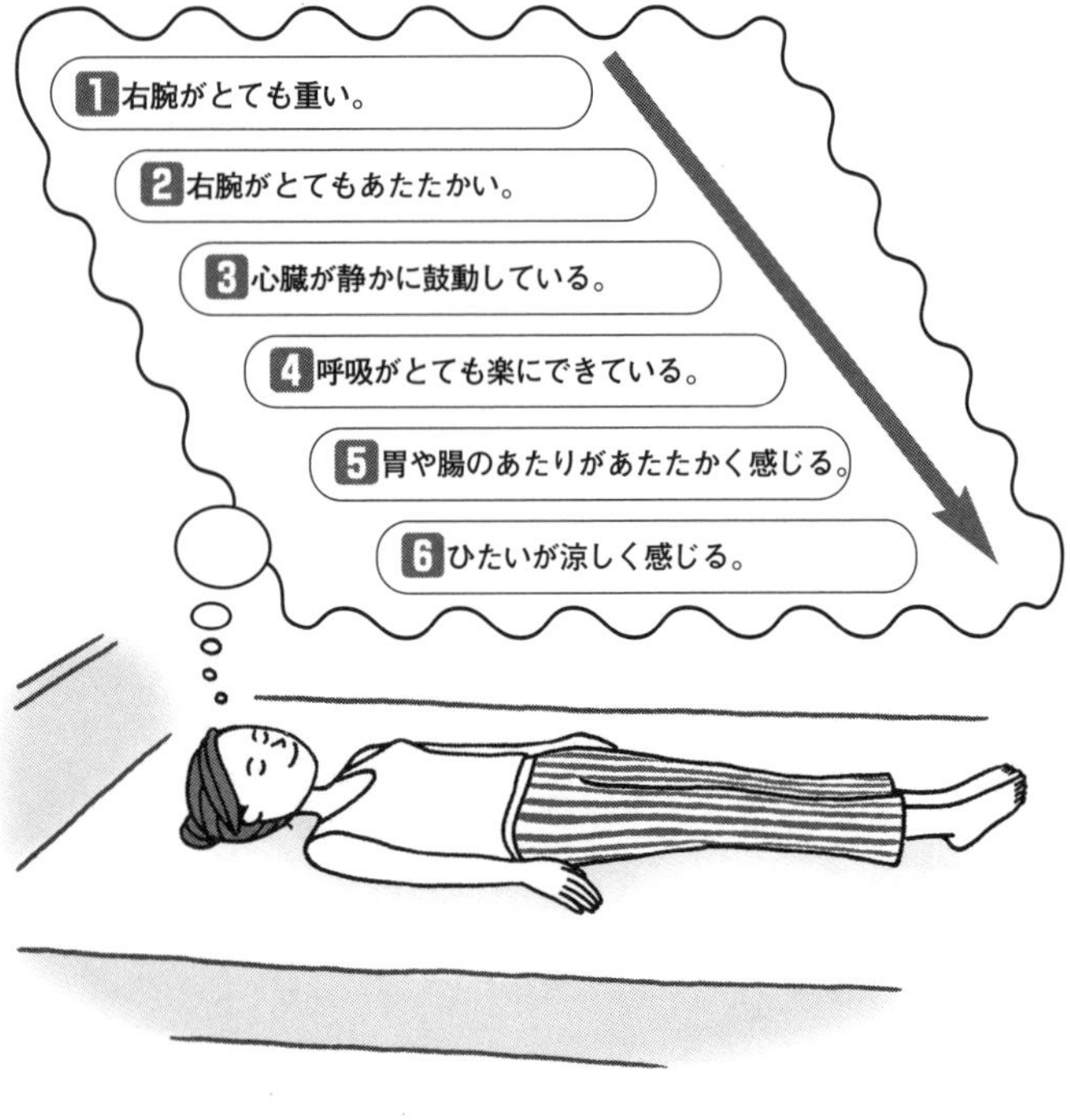

1 右腕がとても重い。
2 右腕がとてもあたたかい。
3 心臓が静かに鼓動している。
4 呼吸がとても楽にできている。
5 胃や腸のあたりがあたたかく感じる。
6 ひたいが涼しく感じる。

ONE POINT

順番に行うのが原則だが、自分の得意なものから重点的に練習してもOK。
右腕ができるようになったら、左腕、右足、左足と順番に進める。

敏になり、イライラしたり、突然ふさぎ込むなどの症状があらわれたり、集中力や記憶力の低下が起こるのです。さらに、運動機能失調や手足のしびれ、痛みを招くなど末梢神経系にも悪影響を及ぼします。

ビタミンB_{12}を多く含む食べ物はアサリ、シジミ、レバー、イワシ、卵、チーズ、のり、カキなどがあげられます。これらを念頭におきながら、バランスのよい食事をとることで、自律神経失調症の予防、改善に役立ててください。

なおビタミンB_{12}は野菜には含まれていないので、不足しがちな人はサプリメントなど別の方法で補給をすることがたいせつです。またアルコール摂取量の多い人や抗生物質、下剤、経口避妊薬を服用している人は、ビタミンの吸収率や作用が弱くなりますので、より積極的にとることを心がけてください。

（池田クリニック院長　池田　健）

自律神経によい食べ物

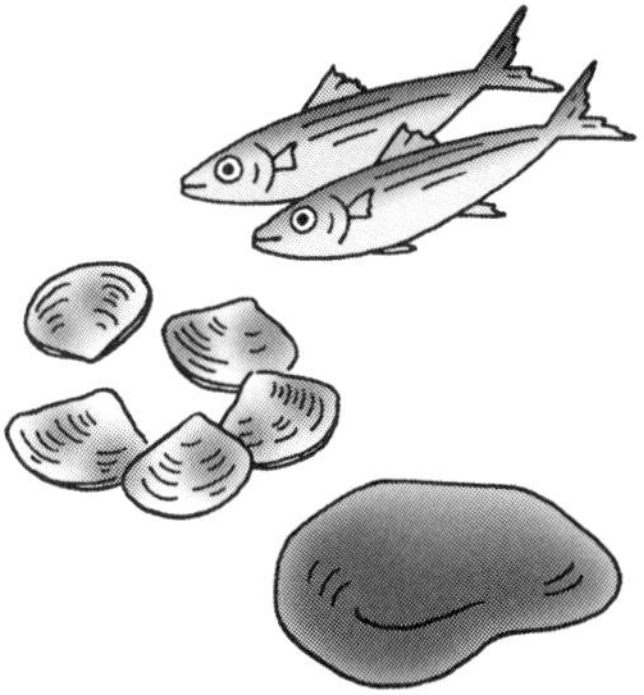

ビタミンB_{12}は、レバーやアサリ、イワシ、シジミ、チーズ、卵、カキなどに豊富。

女性に自律神経失調症が多いのは、**ホルモン分泌が複雑だから**

●更年期障害も自律神経失調症のひとつ

自律神経失調症になる人の頻度をみると、圧倒的に女性に多いことがわかります。しかも、女性のほうが治療もむずかしいからやっかいです。俗にいう「更年期障害」も自律神経失調症のひとつです。自律神経失調症は20代をピークにして更年期にかけての女性に多いのが特徴です。月別にみると冬よりも夏に近いほうが多く、また季節の変わり目に発生しやすい傾向があります。気候の不順な時期は自律神経も失調しやすいのです。しかし、同じ人間でありながら、女性に自律神経失調症が多いのはなぜでしょうか。

結論から先に述べると、これは女性特有のホルモンの分泌と関係しています。

●ホルモン中枢の失調が自律神経のバランスをくずす

自律神経の中枢は、脳の視床下部にあります。ここは自律神経だけでなく、食欲を支配する中枢、体温を調整する中枢、水分などの代謝を支配する中枢など、いろいろな中枢がひしめいているところです。だからこそ、自律神経中枢の異常が各中枢に影響してさまざまな障害を起こすわけですが、なかでも自律神経系の働きと密接な関係にあるのがホルモンの中枢です。

ホルモン中枢は、視床下部の下に位置する下垂体という部分を支配し、下垂体ホルモンの分泌を調整するという非常にたいせつな働きを担《にな》っています。ストレスが加わったときのことを例に考えると、まず自律神経中枢が作用して体に防衛反応を起こさせます。ところが、このときには、別のルートでホルモン中枢も働いているのです。ストレスが加わると、ホルモン中枢の指令により、下垂体が副腎皮質刺激ホルモンを分泌する→副腎皮質が副腎皮質ホルモンを分泌する→全身の器官が防衛態勢を敷く、といった順序で指令が伝わり、体は完全な防衛態勢に入ります。ホルモン中枢と自律神経中枢は、このように互いに協力し合ってストレスに立ち向かうのです。

これだけ密接に関連し合っているからこそ、裏を返せば、ホルモン中枢に失調が起こるとその影響がたちまち自律神経中枢に及び、自律神経失調症を起こすというわけです。

●ホルモン分泌リズムが複雑な女性に起こりやすい

男性は、思春期に性ホルモンの分泌が高まると、それ以降初老期までホルモンの分泌は

女性の自律神経失調症はこうして起こる

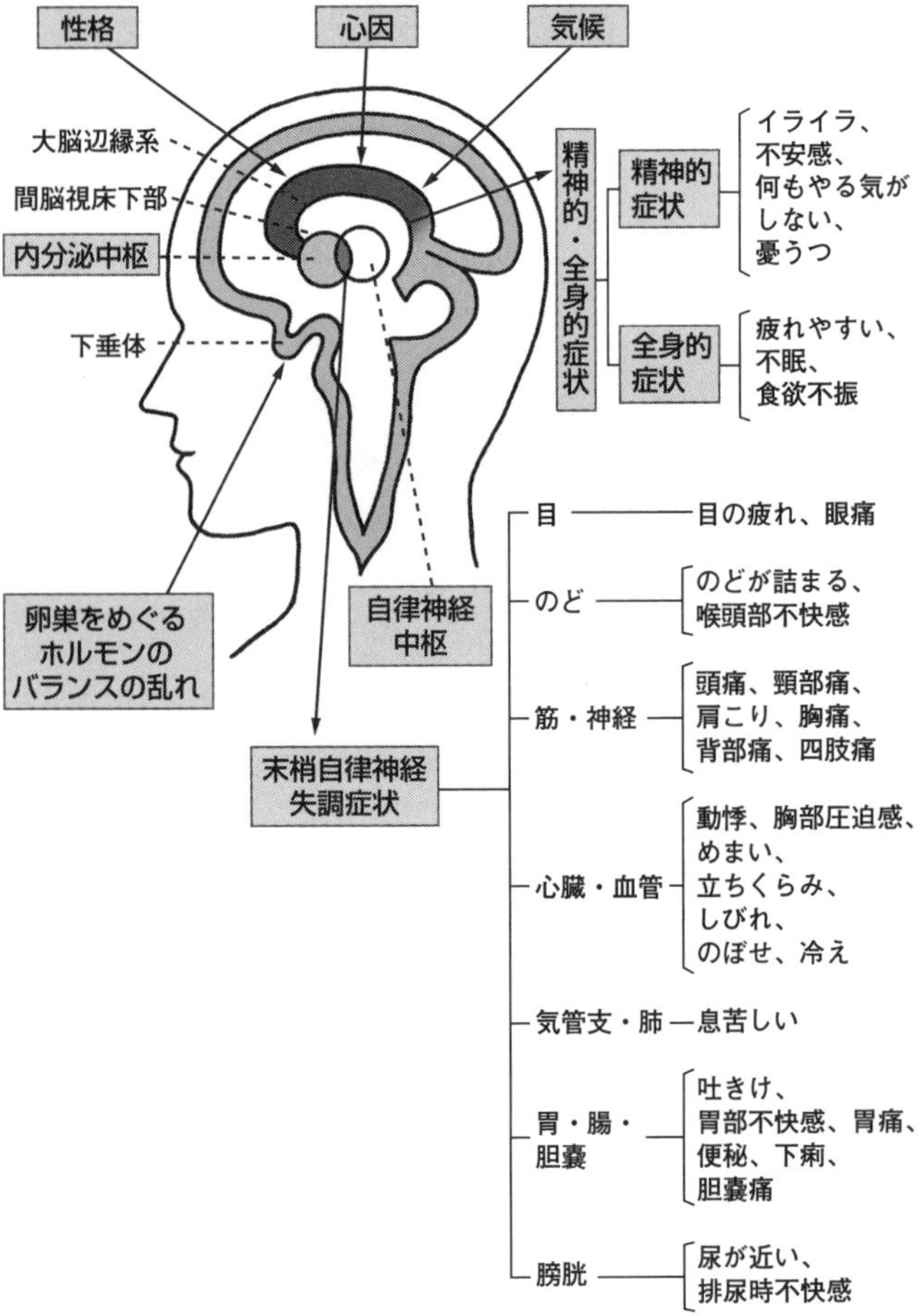

比較的安定します。ところが、**女性は男性にくらべてホルモン分泌のリズムが複雑で、初潮から始まり、毎月の生理、妊娠、分娩、授乳、さらに閉経と、ほとんど一生の間ホルモン分泌のリズムが変化しつづけます。そのため、ホルモンのバランスがくずれる機会も多く、自律神経失調症も起こりやすいのです。**

思春期は、性ホルモンの分泌が高まり、更年期は性ホルモンの分泌が低下してくる時期です。更年期にさしかかるころになると、更年期障害などの自律神経失調症があらわれやすい理由がここにあります。

女性に自律神経失調症が多いのは、以上のような理由があるからです。しかし実際には、ホルモンの変調だけでなく、性格的因子や気候、ストレス、体質などいくつもの原因が重なり、自律神経失調症があらわれるのではないかと考えられます。そのため、女性ホルモンの変調が原因で起こる自律神経失調症は、とくに「女性ホルモン変調症状」として区別されることがあります。

ちなみに、こうした自律神経失調症の症状を分類すると、おおまかに2つのタイプに分けられます。1つは、主に自律神経の中枢の乱れによって起こる全身的・精神的症状、もう1つは、それぞれの臓器に分布している自律神経のバランスが乱れた結果起こる末梢自律神経失調症状です。

（初台関谷神経科クリニック院長　関谷　透）

女性の自律神経失調症は**分娩後、生理前後、更年期**などに起きやすい

●分娩後に起きやすいワケ

女性の20～30代は結婚、妊娠、分娩、育児など、生活環境が目まぐるしく変化する時期でもあります。こうした変化に伴って、自律神経失調症が起こることがあります。

とくに多いのは分娩後。次いで習慣性流産や中絶が自律神経失調症の引きがねになることがあります。これは、ホルモン分泌の変化もさることながら、背景には育児をめぐるトラブルや心労、出産という大役を果たした虚脱感、それに流産や中絶による罪悪感や心理的な傷が大きく作用していることが少なくありません。

●月経前緊張症など

女性の場合には、自律神経の働きに女性ホルモンが関与しています。卵胞ホルモンは副交感神経を刺激し、黄体ホルモンは交感神経を刺激します。そこで、生理後の卵胞期は副交感神経が優位となり、生理前の黄体期には交感神経が優位になります。こうしたホルモ

ンバランスが一度くずれると、生理の前後を中心にさまざまな不定愁訴があらわれます。

●更年期障害

40代末～50代は女性のホルモン分泌が大きく様変わりする時期。この時期にあらわれる自律神経失調症の代表が更年期障害です。この時期には卵巣機能が徐々に低下し、やがて排卵が起こらなくなると同時に、卵巣から分泌される女性ホルモンも低下。これと反比例するように、下垂体からの性腺刺激ホルモンの分泌は急激に上昇します。こうしたホルモン分泌の変調が自律神経中枢に影響して自律神経失調症が起こるのです。

しかし、更年期障害のあらわれ方は、人さまざま。ですから、ホルモンバランスの変調だけではなく、自律神経失調症になりやすい体質、ストレスを受けやすい性格などが複雑にからみ合って、自律神経失調症に至るのではないかと考えられます。とくにかかりやすいのは、クヨクヨ思い悩んだり、自分の体に過度に注意を払う人、ストレスの発散がへたな人、取り越し苦労が過ぎる人です。夫が仕事で忙しく、子どもはひとり立ちするこのころには、こうした性格がとくに頭をもたげてきやすいもの。こんなときはスポーツを楽しんだり、友人とおしゃべりをするなどして**気持ちを明るく持ち、ストレスに足元をすくわれないように意識することがたいせつです。**（初台関谷神経科クリニック院長　関谷　透）

心構えひとつで症状をぐんとやわらげる、自律神経失調症を防ぐ**日常生活の知恵5つ**

●自分自身の性格をもう一度考えてみる

自律神経失調症には患者さん本人の性格も大きく影響しています。不定愁訴に悩まされている人は、自分自身の性格をチェックし、周囲の人々との関係をここでもう一度考えてみてはどうでしょうか。人によっては、自分自身のわがままが周囲とのトラブルをもたらしたり、病気にこだわりすぎていたり、自分でストレスをつくり出していることに気づく場合もあるはずです。逆に、周囲に気をつかいすぎたり、仕事いちずに努力をしすぎることが、どれだけ自分の負担になっているかを思い知ることもあるでしょう。

自律神経失調症を防ぎ、治療するには、こうした自分自身の性格を客観的に判断し、日常的に性格をコントロールしていくことが不可欠なのです。

次に自律神経失調症を防ぐ日常生活の知恵を紹介しましょう。

●知恵① 自分がおかれた状況を十分認識する

まず「自分がどういう状況の中でどのような問題に突き当たっているか」に気づくことがたいせつです。自分の性格とストレスの状態を十分に認識し、正せるところは正しましょう。むろん、性格を完全に変えることは不可能ですが、自分の性格上の問題点を認識して、注意できることは注意して自律神経失調症を防止していくことはできるはずです。

●知恵② 家人や友人とよく話をする

自律神経失調症になりやすい人は、とかく内向的で悩みをひとりでかかえ込む傾向があります。身体的な悩みでも精神的な悩みでも、自分ひとりで悩むことなく、周囲に相談してみましょう。また、日ごろから友人を多く持ち、内面を豊かにすることも自律神経失調症を防止するよい手だてとなります。

●知恵③ 「仕事は仕事」「休みは休み」と割り切る

仕事をないがしろにできないという気持ちはよくわかりますが、それと同じようにたいせつなのが余暇、つまり休息です。休みを返上してまで働いたり、残業つづきでは体も過労になり、自律神経のバランスを狂わせることになってしまいます。「休みは休み」と割り切って、十分に休息をとりましょう。

なお、休息には2つの意味があるということを忘れてはなりません。1つは体を休めること、もう1つは心を休息させるということです。横になっていても心配事が頭から離れなかったり、仕事のことを考えたりしているようでは、心を休めることにはなりません。趣味を持ったり、運動をしたりして、大いに気分転換をはかるようにしましょう。

●知恵④「規則正しい生活」を忘れない

自律神経失調症の人には、生活が不規則な人も多いものです。自律神経はもともと一定のリズムに従って機能していますから、生活が乱れるとそれだけ自律神経の働きを乱すことになります。規則正しい生活を心がけましょう。

●知恵⑤専門医の診療をきちんと受ける

これは、生活上の予防法とは異なりますが、ぜひ留意してほしいことです。自律神経失調症の治療には、病気の発症や原因をその人の性格、環境を含めて十分に説明してくれる人が必要です。また、生活上のアドバイスをきちんと受けるためにも、専門医の診断は必ず受けてください。自律神経失調症は心と体の両面からの手当てが必要だということを、確認しておきましょう。

（初台関谷神経科クリニック院長　関谷　透）

2章

つらい症状を改善する

神経のバランス向上に

自律神経のバランスを正して副交感神経を優位にする簡単体操・**足くびゆらゆら**

●自律神経のバランスが乱れて免疫力が低下

ストレスや運動不足、ジャンクフードなどの食べすぎ、夜型生活、喫煙、飲酒など、自律神経を乱す原因は、あげればきりがありません。このような原因のために自律神経のバランスが乱れ、交感神経の働きが優位になってリンパ球が減り、免疫力が下がってしまうのです。その結果、冷え症や肥満、便秘、肩こり、腰痛、肌荒れ、不眠といった多くの不快症状に悩まされることになるのです。

自律神経が乱れる原因のどれかは、ほとんどの現代人に関係してくること。だから避けられないんじゃないか、と考える人もいるでしょう。しかし、悲観することはありません。逆にいえば、自律神経のバランスをととのえて、**副交感神経の働きを優位にすれば、リンパ球がふえ、再び血流もアップ。その結果、不快症状は改善される**のですから。

●足くびゆらゆらで副交感神経を刺激

自律神経のバランスをととのえるには、免疫力を高めながら副交感神経の働きを高めるとっておきの体操、足くびゆらゆらを試してみてください。あおむけに寝て、両足くびを同時に外側と内側に交互に倒す体操です。足くびゆらゆらを行えば、背中や股関節周辺、仙骨《せんこつ》や腰椎《ようつい》などに振動が伝わり、自律神経が刺激されて、副交感神経の働きが優位になり、結果的に免疫力も高められます。実際に足くびゆらゆらを行って、冷え症や肥満、便秘、肌荒れ、不眠、膝痛、腰痛といった、体の不快症状や悩みが一挙に解消したという人がたくさんいます。

（國學院大学名誉教授　吉田健一）

足くびゆらゆらのやり方

1　あおむけに寝る
床か、布団の上にあおむけに寝て全身の力を抜く。足を肩幅程度に開く。

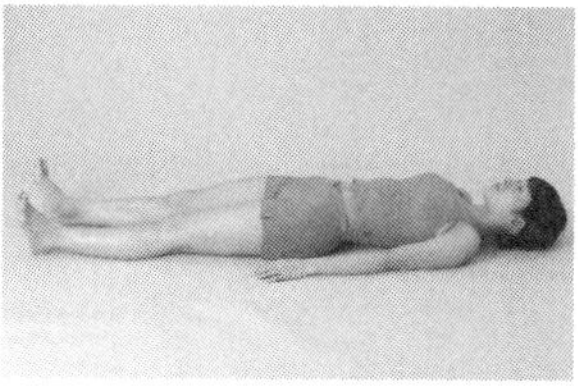

2　足くびを揺らす
まず足先を外側に開く。次に足先を内側に閉じる。これを繰り返す。

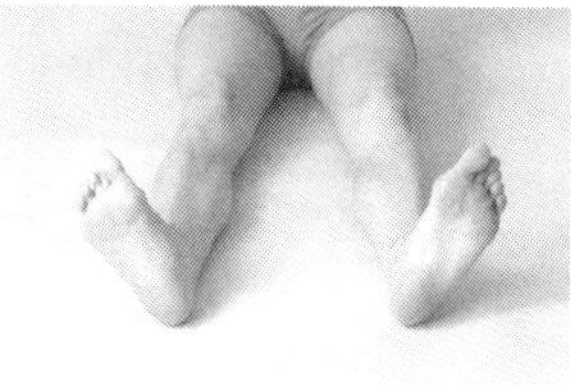

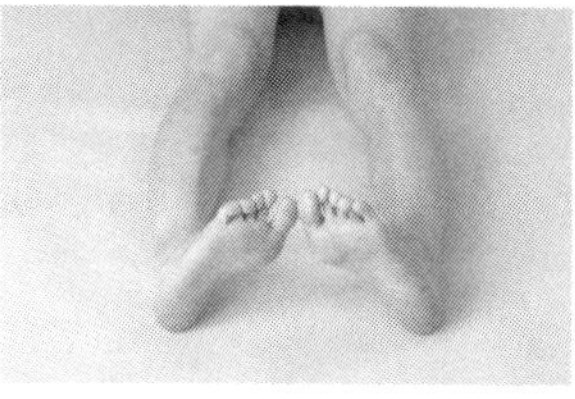

目安　1日3分。

免疫力の低下した体には、自律神経をととのえ体温を調節する、**舌まるめ呼吸**が効果的

●腹式呼吸で気（プラーナ）をとり込み、冷え、むくみを解消

初めてヨガの呼吸を体験された人からは「体が軽くなった」「疲れがとれた」「いやな気分が解消した」といわれます。つづけている人からは「かぜをひきにくくなった」「冷え症が治った」「血圧が正常になった」「うつや不眠など精神的なストレスによる症状が改善した」という声を聞きます。

なぜでしょうか。それは、ヨガの腹式呼吸には体をリラックスさせて、ストレスを解消する作用があるからです。腹式呼吸は副交感神経に働きかけて、これを優位にします。すると筋肉の緊張がほぐれ、血管が拡張して血液の流れがスムーズになるので、酸素や栄養素が全身に十分行き渡るようになり、全身のガス交換が活発になって、冷えやむくみ、関節痛、肩こりなども解消できるのです。

腹式呼吸のメリットの2点目は、横隔膜を上下させるので、周囲の内臓に圧力がかかり、マッサージと同じような効果があるということ。とくに横隔膜の下にある腸を刺激して蠕動《ぜんどう》運動

舌まるめ呼吸法のやり方

1

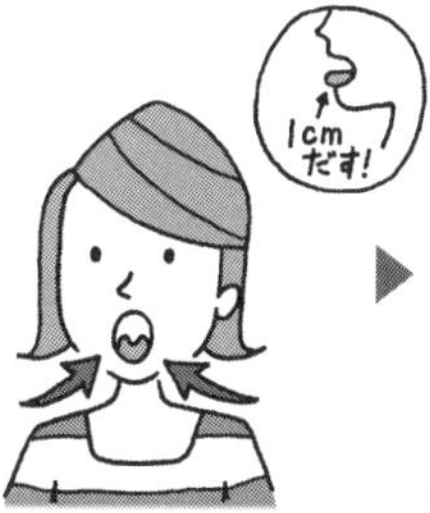

舌を丸めるようにして、先を1cmほど出す。舌の間からおなかにためるように息を吸う。

2

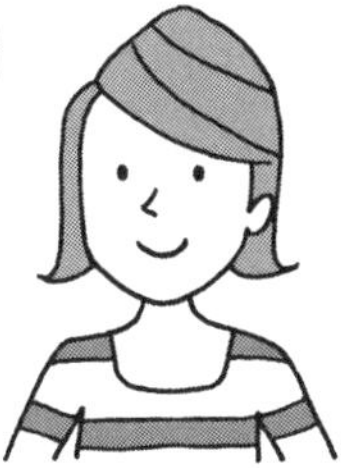

❶で息を吸い切ったあと、舌をしまって口を閉じ、気化熱で冷たくなった息と舌を味わうように2秒間息を止める。

3

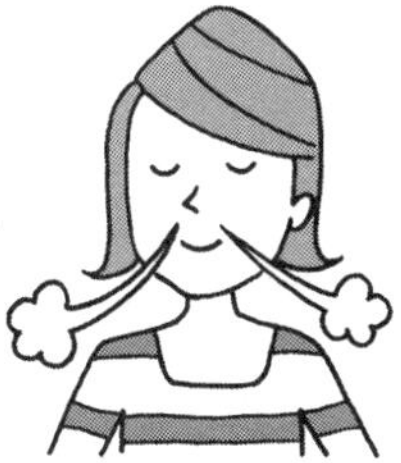

口は閉じたまま、鼻から7秒で息を吐き切る。ここまでを7回繰り返して1セット。

舌を丸めるのが困難な人は…

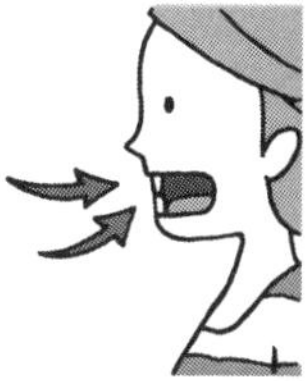

口を「イー」の形にし、舌は下の歯につける。軽くかみ合わせた歯の間から、おなかにためるように息を吸い込む。

ONE POINT

背を伸ばし、息をおなかに入れて息を吐き切るまで次の呼吸をしない。
どちらも体が自然に要求するだけ行い、無理をしない。
体が冷えているときは行わない。

目安 1日3セット。

を促し、便秘を防ぐことができます。ヨガの世界では、息を吐くときに体の中の余分なエネルギーを外へ出し、吸う息で酸素とともに、宇宙にある生命の気（プラーナ）をとり込むという考えがあります。健康で長生きができるのは、この「気」が体に満ちているからなのです。

●イライラを解消。消化も助ける

呼吸法にはさまざまな種類がありますが、今回は、夏場の免疫力低下に最も効果のある舌まるめ呼吸（ヨガでは「シータリ」）をご紹介します。この呼吸法のコツは、第一に姿勢を正して胸を開くこと。これだけで内臓の圧迫もとれるので、空気をおなかまで入れやすく、横隔膜も動きやすくなります。第二には、吐く息を吸う息よりも長くとることです。とくに、息を吐く動作には、気持ちを安定させるホルモンを脳から分泌させる作用があるので、長く息を吐いて体の中の空気を出し切ってから、次の息をするようにしましょう。

人の体は不思議なもので、傷ついても体の中からきれいにして元に戻ろうとする力が働きます。手軽にできるこの呼吸法を、体の不調を感じているとき、イライラして感情の抑制がきかないときなどに試してみてください。

（友永ヨーガ学院学院長　友永淳子）

神経のバランス向上に

自律神経を正常にし、更年期障害をはじめ生活習慣病に効果のある**ローヤルゼリー**

●自律神経失調症患者のうち、75%の症状が改善

ローヤルゼリーとは、女王バチの食べ物。働きバチが花から集めてきた花粉、ハチミツを幼い働きバチが食べ、それを消化したあと、その咽頭腺《いんとう》から分泌されたものがローヤルゼリーです。

さて、人間の健康は、①自律神経系、②免疫系、③ホルモン系によって守られており、この3系統の働きによって、自然治癒力が生まれますが、ローヤルゼリーには、この3系統に直接・間接に働きかけ、自然治癒力を高める効果があります。

①自律神経系に対する効能

自律神経は、血管や涙腺、唾液腺などの腺組織、そして各臓器を支配している神経です。これらは、それぞれに自律性があり、私たちが自分の意志でコントロールできるものではありません。自律神経系が乱れると、頭痛やほてり、肩こり、めまい、不眠など、さまざまな体の不調を招きます。これらの症状が更年期に起これば、更年期障害とされます。

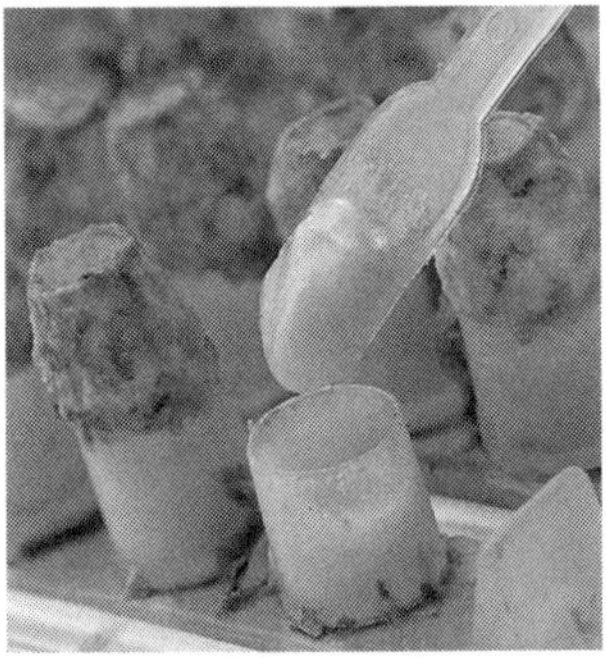

ローヤルゼリーがたっぷり詰まった王台。ローヤルゼリーには48種類に及ぶ成分が含まれている。

私たちの研究班では、自律神経失調症と診断された女性20名に、ローヤルゼリー40㎎を7～20日間にわたって注射するという臨床実験を行いました。すると驚いたことに、そのうち15名（75％）に、症状の改善がみられました。これは、**自律神経の中枢である間脳にローヤルゼリーが働きかけ、その結果、自律神経のバランスがととのえられ、不快な症状が改善された**と考えられます。

また、ローヤルゼリーは、自律神経系の狂いで起こる、高血圧、低血圧、月経前緊張症、胃下垂症状、皮膚瘙痒《そうよう》症などにも効果があることがわかっています。

②免疫系に対する効能　免疫系は、血液中の白血球のひとつであるリンパ球が、体内に入り込んできた細菌などを攻撃し、体を守る機能です。これが乱れると、細菌やウイルスに体がおかされ、さまざまな病気にかかりやすくなります。

免疫系の病気で知られるのは、花粉症などのアレルギー性疾患や、アトピー性皮膚炎など。ローヤルゼリーは、体内の抵抗力を高める働きがあり、これらの疾患に効果的です。

③ホルモンバランスに対する効能　人体には、ホルモンをつくり出すさまざまなホルモン

臓器（下垂体、甲状腺、膵臓《すいぞう》、副腎、卵巣、睾丸《こうがん》）があります。分泌されるホルモンバランスが乱れると、いろいろな病気を引き起こします。

ローヤルゼリーは、ホルモンの欠乏や過剰分泌を正常にコントロールする作用がありま す。糖尿病患者がローヤルゼリーを使用しているうちに、尿糖が下がったという報告も聞かれます。これは、ローヤルゼリーが膵臓からのインシュリンの分泌をよくしてくれたためだと考えられます。

ローヤルゼリーのすばらしさは、まだまだあります。たとえば、ローヤルゼリーには美しい肌や髪を保つために必要なアミノ酸やビタミン類が含まれています。ローヤルゼリーはその成分の相乗効果によって、全身に若々しさを与えてくれます。ローヤルゼリーを愛用している女性から「髪がつやつやになった」「肌がツルツルになった」といった声が聞かれるのはそのためです。

1日に摂取するローヤルゼリーは、1gで十分。自律神経系、免疫系、ホルモン系に働きかけ、自然治癒力を高めるローヤルゼリーを、一度試してはどうでしょうか。

（元秋田大学学長・医学博士　九嶋勝司）

神経のバランス向上に

モーツァルトの音楽に含まれる高い周波数の音が副交感神経を活性化させる

●脳神経系を刺激することで体全体に影響を与える

古代エジプト人は音楽を「魂の医者」と呼び、ギリシア時代にはピタゴラスが音楽の治療効果を説いています。今日の日本でも音楽療法の効果が認められ、多くの医療施設で患者のリラクゼーションなどに導入されています。

なかでも、とくに活用されているのがモーツァルトの音楽です。モーツァルトの楽曲が世界じゅうで音楽療法や胎教に活用されているのは、多くの曲の中に高音、つまり高い周波数の音がゆらぎとともに豊富に含まれているからです。フランスの耳鼻咽喉科医のアルフレッド・A・トマティス博士はモーツァルトの音楽を研究し、曲中の周波数の高い音が耳から入ってきたときに、脳神経系が刺激されることを見いだしました。

●ヘッドホンで1回30分を1日2〜3回

現代社会は環境悪化に伴い、多くの人の体内で交感神経が過剰に働いてストレスを蓄積させ、免疫機能の低下を招いています。このような交感神経優位にブレーキをかけるには音楽などで副交感神経を適度に刺激することが必要です。

そんななか、モーツァルトの音楽は副交感神経を活性化することもわかってきました。副交感神経が活性化すると、延髄から出ている顔面神経や舌咽神経が刺激されます。すると、唾液や涙もよく分泌されるようになり、そこに含まれる免疫物質、IgA抗体や消化酵素の分泌濃度が増加することも実験的に明らかになりました。インフルエンザウイルスや花粉抗原などを撃退する力が強くなるのです。

さらにモーツァルトの音楽を聴く前後にリンパ球の数を比較すると、聴いたあとは数が増加し、なかでもNK細胞の数が増加すること、インターフェロン-γ《ガンマ》の産生が高まることも判明しました。モーツァルトの音楽はストレスをやわらげるだけでなく、がんやアレルギーへの効果が期待できるのです。

次のポイントを守ると、モーツァルトの音楽の効果をより高めることができます。まず、**ほかの余分な感覚を極力シャットアウト。よけいな騒音や視覚的・嗅覚的刺激は避けるため、両耳をおおうヘッドホンで1回30分程度の曲を1日2〜3回聴く**ことです。また、聴く前にコップ1杯の水を飲み、深呼吸をすると血流が促され、さらによいでしょう。

（埼玉医科大学教授　和合治久）

不眠に

週1回の早起きで朝型人間になれば免疫力が高まり、自律神経失調症、うつ病の改善にも効果

●夜ふかしは万病のもと。心身の健康は早起きから

ぐっすり眠って、朝はスッキリ目覚めたい。ごくあたりまえのことですが、実践できない人も多いようです。事実、生活様式の変化で、夜型人間が急増しています。加えて世論調査によると、日本人の平均起床時刻は1年に1分ずつおそくなり、夜おそくまで起きていることで、年々「おそ起き化」が進んでいるそうです。しかし、どんなにおそ起き化が進んでも、人間本来の体の仕組みは変わりません。

睡眠と覚醒をつかさどっているのは、自律神経です。自律神経には、体を活発に活動させる交感神経と、その逆に休養させる副交感神経とがあります。通常、夜間は、副交感神経の働きが強くなって体がリラックスし、眠くなりますが、明け方近くになると、交感神経の働きが活発になり、体温や血圧が上昇して覚醒に至ります。

ところが、この生体リズムを無視して、夜おそくまで起きていると、交感神経がいつまでも休まらず、そのうち自律神経の切りかえがうまくできなくなってしまいます。こうし

た乱れは、不眠症ばかりか、自律神経失調症、うつ病を招き、内臓の働きも悪くなるので、胃腸障害など、さまざまな病気が起こってきます。夜ふかしは「万病のもと」なのです。

こうした症状は、規則正しい早起きで改善させることが可能です。副交感神経と交感神経が切りかわるのが、午前5時ころですから、この時間に起きるようにすれば、心身ともに健康になることができます。

●起床時間を1時間ずつ早めていく

とはいえ、急に5時に起きるのはたいへん。そこで、起床時間を30分、もしくは1時間ずつ早めていきます。8時に起きていた人なら7時に起きます。これがつづけられたら、さらに1時間早め、徐々に5時に近づけていくのです。

早起きは毎日つづけるのが理想ですが、どうしても無理だという人は、まずは週に1回、早起きを実践してみてください。たとえ週に1回でも「起きられた」という自信がつけば、意志の力が強くなり、継続して早起きができるようになっていきます。

当然、早寝を心がけましょう。**なかなか寝つけないときは、無理に眠ろうとせず、決めた時間に起きることを徹底しましょう。**多少睡眠時間が短くなっても早起きを優先することで、夜に自然と眠けを感じるようになります。（早起き心身医学研究所所長　税所　弘）

不眠に

照明、時計、玉ネギ、リラックス。眠れない夜には、コレッ！

●副交感神経を働かせるためにいったん照明をつける

眠れそうにない夜に、眠けを誘おうとして部屋の照明を落としたことはありませんか。実は、これが逆効果。照明を暗くすると、目がさえてきて、かえって眠れなくなる心配があるのです。照明が落ちて、目に入ってくる光の量が減ると、瞳孔は自動的に開いてきます。瞳孔を開く役割を担っているのは、自律神経のうちの交感神経。この交感神経が優位になると、頭が活発に働きだし、覚醒作用も高まってくるからです。

では、反対に照明を明るくすると、どうなるか。瞳孔は光の量を抑えようとして、細くなります。この瞳孔を縮小する役割は、同じく自律神経のうちの副交感神経が担当しています。活動型の交感神経に対して副交感神経は休息型。副交感神経が優位になってくると、体全体がリラックスした状態になり、眠くなってくるのです。眠れそうにない夜を迎えたときは、部屋の照明を少し明るくしてみてはいかがでしょうか。

（医学博士　松原英多）

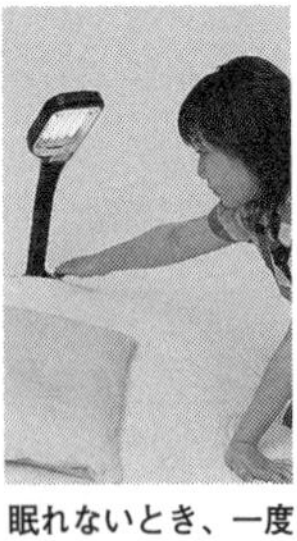

眠れないとき、一度明かりをつけると、副交感神経が働き、安眠できる。

●時計の音が気になったら、逆に耳を傾けてみる

「眠りとは、つかまえてやろうと血眼《ちまなこ》になるほど、遠のいていくもの」。これが私の持論です。不眠の最大の原因は、眠らなくてはいけないと神経質になること。たとえば「時計のカチカチという音が気になって眠れない状態」は、神経質になりかけている証拠。このような訴えをする人に、私は、むしろ積極的に時計の音を聞くようにとアドバイスします。

これには2つの理由があります。1つは、人間は新しい刺激に対しては敏感ですが、同じ刺激を受けつづけると、しだいに感覚が鈍くなってくるからです。たとえば不快なにおいのする部屋でも、いつづけると、においを感じなくなってしまいます。同じように、時計の音も耳を澄ましているうちに、逆に気にならなくなるのです。

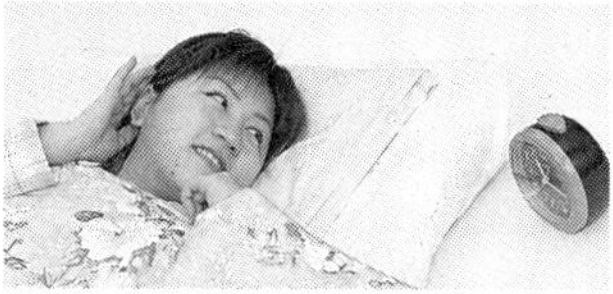
時計の音は、実は眠りを誘うリズムに。

2つ目は、リズミカルな知覚的刺激を受けると、かえって脳の興奮性が低下し、眠けが誘われるからです。電車のゴトンゴトンという音やリズミカルな揺れが私たちの眠けを誘うのも同じ原理によります。今夜は、さっそく時計の音を聞いてみてください。きっと眠くなってくるはずです。

(聖マリアンナ医科大学理事長・医学博士　長谷川和夫)

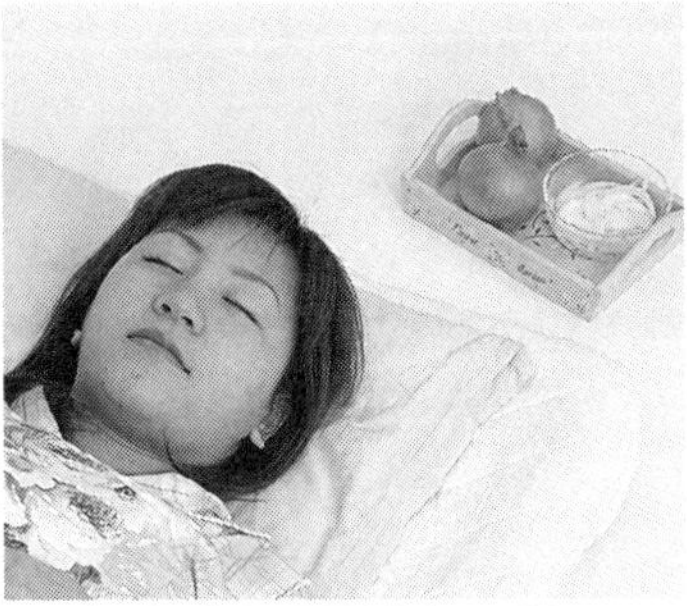
玉ネギの香り成分が安眠を約束してくれる。

●玉ネギを刻んで枕元におく

近ごろは、アロマテラピーのように香りのあるオイルやポプリを使って、心や体の不調をやわらげる働きが一般的に知られるようになりました。実際に、治療の一環としてとり入れている病院があるようです。不眠に効果のあるオイルやポプリはいろいろありますが、わざわざお店で買い求める必要はありません。実は、高い快眠効果を発揮してくれる材料が身近にあるのです。それが玉ネギです。

「ネギの揮発成分が神経を安定させて、眠りに誘う」（『ぐっすり眠れる本』北里大学名誉教授・村崎光邦著）とあるように、玉ネギには、誘眠効果のある成分が含まれています。また、**玉ネギに豊富なビタミンB群は、〝精神のビタミン〟**ともいわれ、ストレスをやわらげ気持ちをおだやかにする作用があります。

このように、気持ちに働きかけて眠けをもたらす成分が豊富な玉ネギ。生のまま食べるだけでなく、枕元におき、香りとして成分を吸い込むという方法も民間療法として古くから伝わっています。

（編集部）

●30分眠れなければ寝室から出てみる

なかなか眠れない夜、布団の中で眠ろうと一生懸命に努力するのは逆効果。イライラしたり、明日の体調のことが心配になったりして、脳が興奮してしまいます。「眠れない」ことを気にしすぎて、本格的な不眠症になってしまう場合もあります。

そこで提案。布団に入ってから30分眠れなかったら、思い切って布団から出てしまいましょう。「眠りにこだわる心」を忘れるために、寝室を出てしまうのです。数日程度の睡眠不足なら、人間の体はちゃんとカバーできるので、不安になる必要はありません。何か心配事のある人は、「判断力の低下した夜中に考えてもムダ。明日にしよう」と割り切ってしまいましょう。あるいは、のんびり雑誌を読んだり、ぼんやりテレビを見たりしてリラックス。落ち着いた音楽に耳を傾けるのもいいですね。コーヒーやタバコなどの刺激物はダメですが、ハーブティーやホットミルクを少量飲むのもおすすめ。ゆったりした気分で、自然に眠けが訪れるのを待ってから、布団に戻るのです。お試しください。

（日本大学医学部精神神経科学教室教授　内山　真）

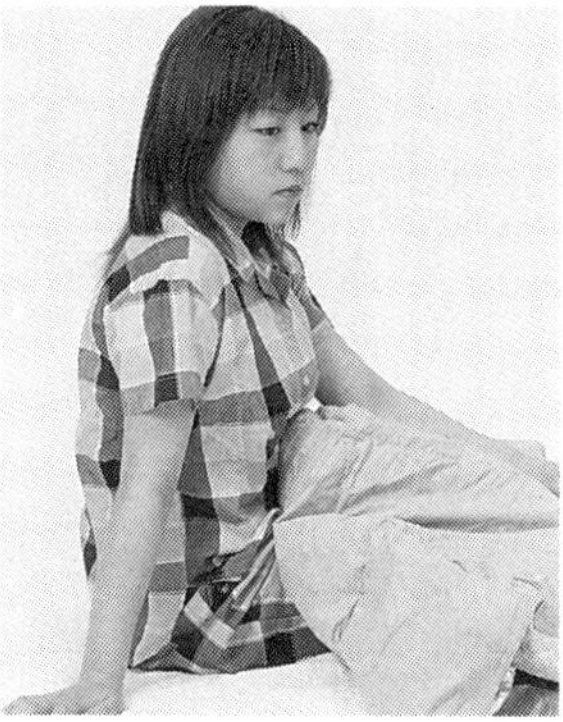

眠りにこだわるより、いったん布団から出るほうがよい。

不眠に

「休息の神経」をコントロールして自然な眠りが訪れる**快眠呼吸**

●高血圧や糖尿病にも大きな改善効果が

快眠呼吸は主に「吐く息」に重点をおいた呼吸法です。この呼吸法をマスターすれば、不眠症ぎみの人でもぐっすり眠れるようになりますし、高血圧や糖尿病もよくなってくるはずです。まさに呼吸から体質改善を行うのです。

私たちの体内は自律神経系、ホルモン系、免疫系の3つでコントロールされています。従来この3つは自分ではコントロールできないといわれていました。しかし、近年この中で自律神経だけは、呼吸法によって自分でコントロールできることがわかってきました。

私たちの呼吸は、吸うときは交感神経、吐くときは副交感神経が働きます。この副交感神経は別名「休息の神経」と呼ばれています。寝ているときやリラックスしているときに活発化するものです。一方、病気の多くは主に交感神経が過剰に働くために起こります。こういった病気の予防や治療は副交感神経を働かせることにより可能になります。休息の神経である副交感神経を働かせることで、不眠をはじめとした体の不調を改善することができるのです。

この副交感神経を鍛え、よく働く状態に近づけるのが快眠呼吸の特徴です。1日1時間を目安に10分を5～6回、30分を2回でもよいので、毎日つづけてください。姿勢は、立ったままでも寝ながらでもOK。不眠症の人は布団の上で意識的に行うのもよいでしょう。2～3カ月で上手にできるようになります。

（別府内科クリニック院長　別府真琴）

不眠に効く呼吸法のやり方

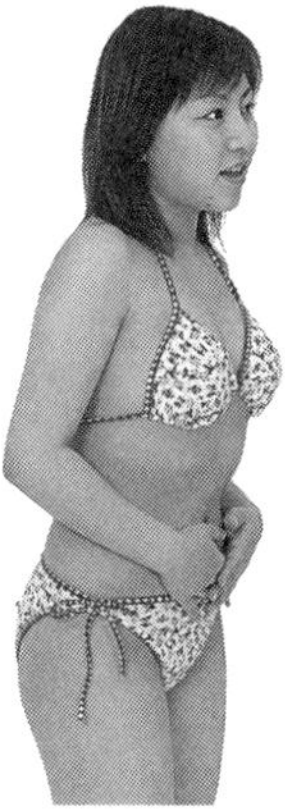

1 へその下約1cmの位置にある「丹《たん》田《でん》」を意識しながら、静かに息を吐く。

ONE POINT
一気に吐き出すのではなく、できるだけゆっくり吐く。

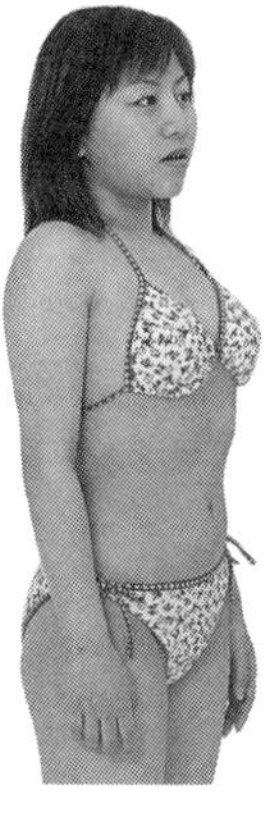

2 限界まで息を吐き切ったら、そこで初めて息をスッと吸う。これを繰り返す。

ONE POINT
最初、長く息を吐くのはむずかしいので、慣れないうちは口でうまく調整しながら行うのがよい。

目安 1日1時間。

不眠に

快眠に効くツボは「百会」「天柱」「関元」。更年期の不眠にも効く

●更年期が原因の不眠にも効果が期待できる

不眠を改善するツボはいくつかあります。ここでは北里大学名誉教授・村崎光邦先生の著書『最速熟眠法』で「睡眠を促すツボ」として紹介されている中で、とくに自分の手で寝ながら刺激できる3つのツボ、百会《ひゃくえ》、天柱《てんちゅう》、関元《かんげん》をとり上げます。

①百会＝エネルギーの交差点　頭のてっぺんにある、体じゅうのすべてのエネルギーの道筋が交差している点です。ですから、百会はすべての症状に効果があるツボであり、体全体を流れているエネルギー（気）をコントロールするのに利用されます。体じゅうの気を落ち着けることにより、精神を落ち着け、眠けを呼ぶ効果があるのです。

②天柱＝気と血液を全身に行き渡らせる　くびの後ろの髪の生えぎわにあるツボです。ここを刺激することで肩やくびの筋肉をやわらげ、頭部に集まった気と血液を胴体や下半身におろします。すると気と血液が全身に行き渡るので、体がほのかにあたたかくなって体を睡眠状態に導くことができるわけです。

不眠が治るツボの場所と押し方

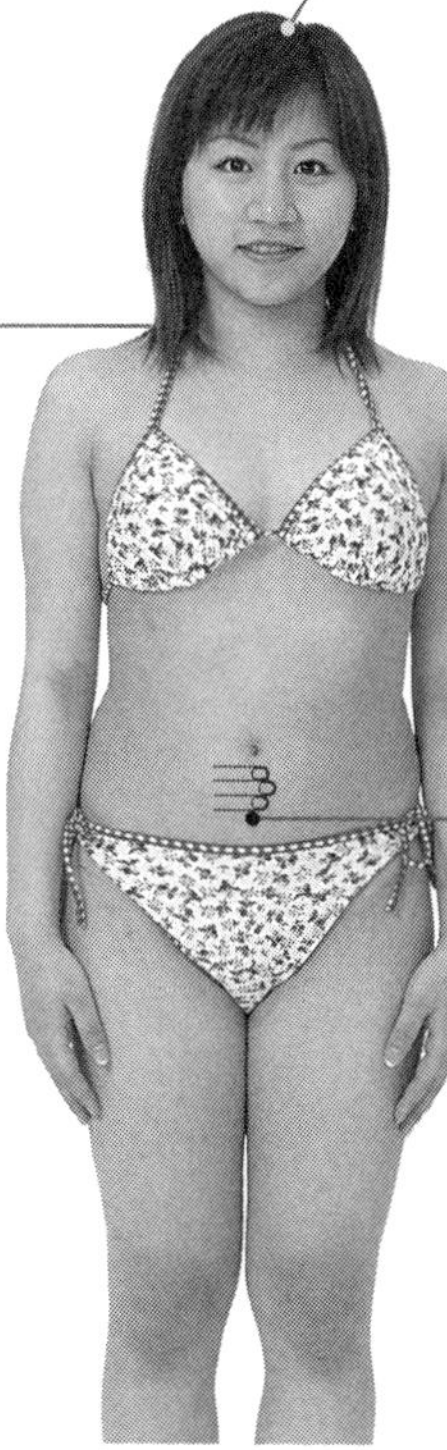

❶百会

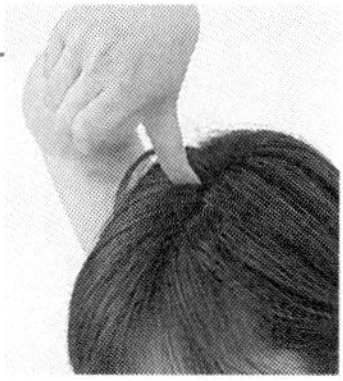

頭頂部。両耳の上の端を結んだ線のちょうどまん中。

押し方

強く押しすぎると痛いので、親指の先でゆっくり押すと、気分が落ち着いてくるはず。

❷天柱

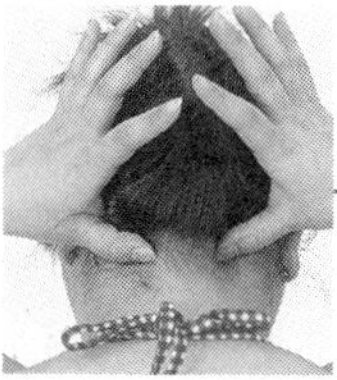

くびの後ろ、うなじの髪の生えぎわ。2本の太い筋肉の外側2カ所。

押し方

手のひらで頭全体を支えながら、両手の親指で天柱をゆっくり押し、筋肉をほぐす。

❸関元

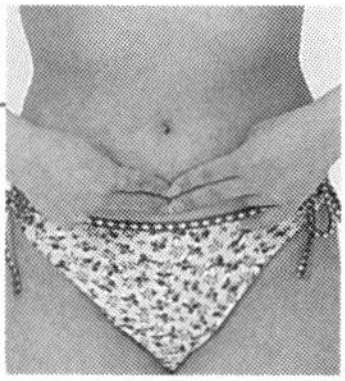

へそから指3本分下に下がった位置。周辺を押しても気持ちがいい。

押し方

両手の中指と人さし指を重ねてゆっくりと押す。手のひらを当てているだけでも効果はある。

③関元＝とくに女性特有の疾病に強い　へその下にある関元は、とくに女性特有の疾病に関係が深いツボです。女性の中には更年期を迎え、ホルモンのバランスが乱れたことが原因で不眠になる人が多くみられます。そのような人は、ホルモンバランスをととのえるといわれている関元を刺激することで不眠解消の効果が期待できます。

●痛みを感じない程度に、もみほぐすようなイメージで

ツボは人によって微妙に位置が違うもの。**さわってみて筋肉の節目になっていたり、しこりがある場所をさがしましょう。そこがあなたのツボです。**

実際にツボを刺激するときは、自分の指先を使って行います。強さは痛みを感じない程度に、もみほぐすようなイメージでゆっくりと押す・ゆるめるという動作を1分間ほど繰り返しましょう。

なお、必ずしもすべてのツボを刺激する必要はありません。途中でも気持ちや体がリラックスしてきたら、そのままお休みください。

（編集部）

ポーズで治す!

不眠症

眠れない夜は、くびから肩にかけての血行をよくすると、リラックスした気分になり、眠りやすくなります。

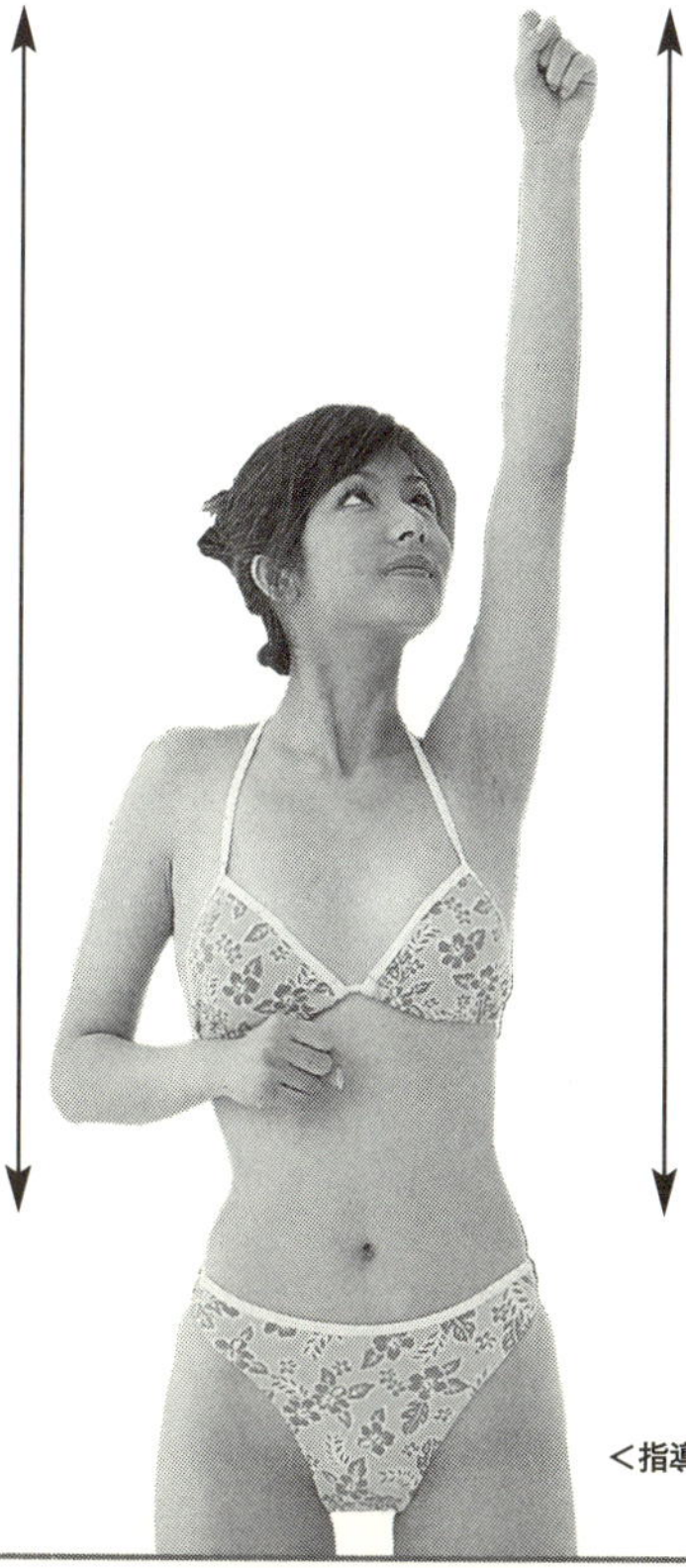

1 両ひじを軽く曲げて、両手で握りこぶしをつくる。両方の握りこぶしは胸のあたりにくるようにする。

2 写真のように、ゆっくりと息を吸いながら、左腕をほぼ真上に上げる。そして、ゆっくりと息を吐きながら、元の位置に左腕をおろす。同じ要領で、右腕も行う。

就寝前にゆっくりと左右交互に3回ずつ行えば不眠症が改善。

＜指導＝血液循環体操所所長・理学博士
二村ヤソ子＞

不眠に

ツボのライン押しと呼吸再循環法で交感神経を抑えて眠りに入る

●ツボのライン押しで副交感神経が優位に

眠ろうと思えば思うほど、寝つきが悪くなった。このタイプは、交感神経が副交感神経よりも優位に働くことで、眠れない場合が多いようです。このような不眠症は副交感神経を交感神経より優位にもっていけば、スムーズに眠りに入ることができるはず。こういった症状に作用するのに高い効果があるのが、「太白《たいはく》」と「公孫《こうそん》」というツボです。

刺激するときは、手の親指の腹で太白から公孫へ、ゆっくりとこすります。「心地よい」と感じるくらいの強さが適当です。3分もこすると、心が落ち着いて副交感神経が優位になってくるでしょう。

●二酸化炭素濃度を上げて眠る

太白と公孫の刺激を終えたら、布団に横になり、次の呼吸再循環法をやってみましょう。まず両手で水をすくうように左右の手のひらをくっつけて、顔に当てます。中指はおでこのツボ「陽白《ようはく》」（眉毛の中央の指1本分上）に当て、ゆっくりもみほぐします。親指、人さし指もそろえておき、両手の親指はほおの奥に当てます。次に目を閉じて、ゆっくり鼻で息を吸い、鼻から息を吐き出し、これを繰り返します。

いったん吐いた息を再び鼻から吸うわけですから、呼気の酸素濃度がだんだん下がり、二酸化炭素の濃度が上がります。**体内の二酸化炭素濃度が上がると、交感神経は抑えられるので、この呼吸を3〜5分もつづけると、眠ろうとあせっていた気持ちが落ち着き、おだやかな眠りにつくことができるのです。** なお、二酸化炭素を多く吸うと酸欠になるのを心配する人がいるかもしれませんが、密閉した状態ではないので心配無用です。

（ペレス銀座クリニック院長　柯　尚志）

ツボのライン押しのやり方

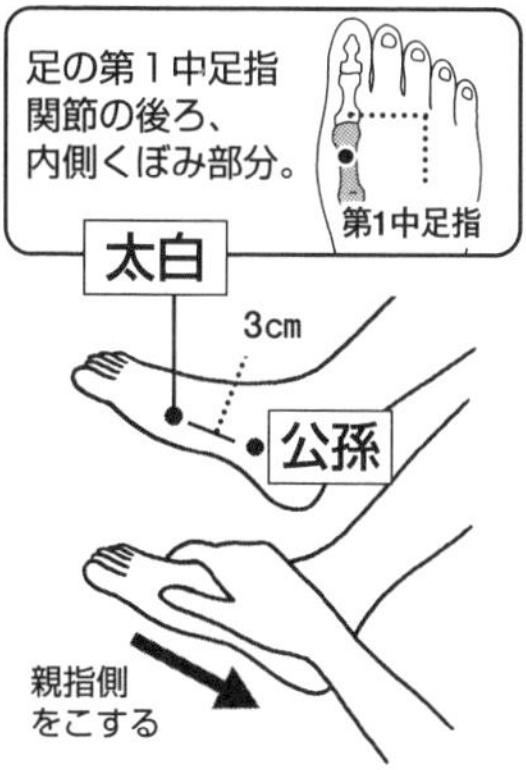

太白から公孫へ向けてこするのがコツ。逆にこすると効かない。

呼吸再循環法のやり方

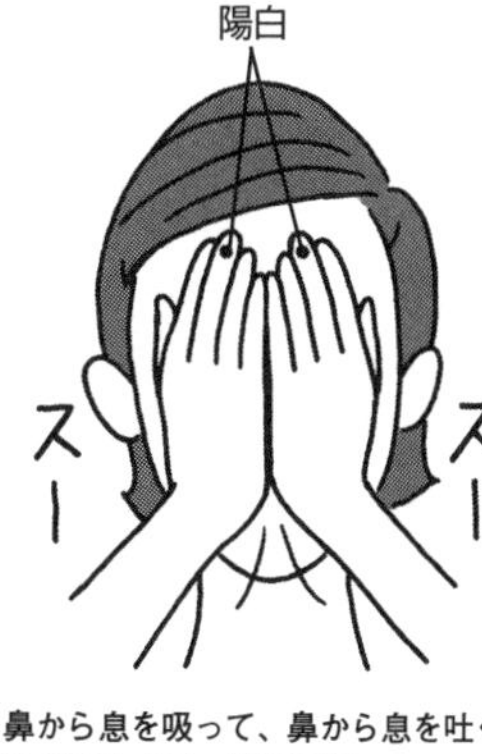

鼻から息を吸って、鼻から息を吐く。これを3〜5分、繰り返す。

不眠に

自分のくびに合った枕が自律神経のバランスを左右する

●合わない枕が交感神経を高める

枕は本来、疲れたくびを休ませる役割を担っています。しかし、頸椎《けいつい》の老化によってくびが変形しているにもかかわらず、合わない枕を使っていると、枕が頸椎を圧迫し、くびに集中している重要な神経が障害を起こす原因になってしまいます。なかでも影響を受けやすいのが自律神経です。合わない枕で圧迫を受けると、交感神経の働きが高まり、動脈が収縮して血行が悪くなり、肩こりや頭痛、めまい、吐きけ、不眠に悩まされるようになります。

●中央がくぼんでいて高さが調節可能な枕を

自分に合った枕とは、どういった枕なのでしょう。

まず、後頭部を安定させ、肩で支えてくびに負担をかけない高さの枕です。後頭部の落ち着きをよくするために、枕のまん中にくぼみを作ります。自分がラクに感じるよりも少し低めの枕が基本です。中の素材を出し入れして高さを調節できるとよいでしょう。かたさは、40代以降の人なら、自分の好みよりもややかための枕を選んでください。

最後に、枕の大きさです。人は寝ているときに、一晩に20回以上寝返りを打ちます。このとき枕がはずれると、無意識に枕をたぐり寄せるため、眠りが浅くなってしまいます。深い眠りを得るためには、枕はある程度の大きさが必要です。横幅は約50㎝、奥行きは約35㎝あるとよいでしょう。

慢性的な睡眠障害は、枕をかえることで改善する場合が少なくありません。自分の枕を一度、見直してみてはいかがでしょう。


（さつきが丘医院院長・医学博士　奥山隆保）

これが理想の枕

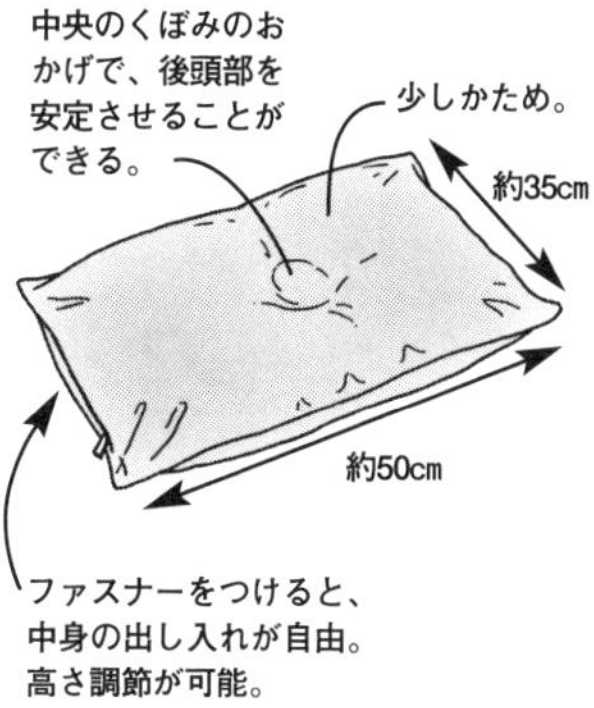
中央のくぼみのおかげで、後頭部を安定させることができる。
少しかため。
約35cm
約50cm
ファスナーをつけると、中身の出し入れが自由。高さ調節が可能。

不眠に

ペン1本で不眠の悩みを解消できる
ペン転がしマッサージ

●睡眠に関係する手のツボは中指にある

「手をペンで刺激するだけで体の不調が改善される」といえば、多くの人は驚くかもしれません。しかし、**このマッサージで不眠症をはじめ、体の不調を訴えてくる多くの人の体調がよくなっています。**

このマッサージは、手のひらと甲が体のそれぞれの部位と対応していて、手には全身のツボが集中しているとした、韓国の柳泰佑氏が考えた健康法「高麗手指針法」を応用したものです。一般の人がこまかいツボの位置を正確に把握して押さえるのは困難。そこで、ペンでツボを探り当て、マッサージする方法が考えられたのです。

やり方は、左に紹介したとおり。約1分、適度な力で押し当てるとだんだん痛みが解消されてくるはずです。強く押してはいけません。あくまで適度な痛みを感じる強さで押すことがたいせつです。また、軽い不眠の場合は、このマッサージが終わったあとで両方の中指の左右をはさむようにして上下にマッサージしたりするのも効果的です。指先から左右の指の腱に沿ってやるとよいでしょう。
布団に入ったときに両手を拝むようにすり合わせて大きく深呼吸をするのも効果があります。手のひらを合わせることにより鎮静作用が働き、全身がリラックスできるからです。気の考えでは、右手と左手は陰と陽の関係ですから、両手を合わせることで全身が心地よくなり、自然に睡眠にいざなわれ、自然治癒力も高くなるのです。

（ヒダ耳鼻咽喉科医院院長・医学博士　樋田和彦）

ペン転がしマッサージのやり方

用意するもの

ペン1本

1 中指の第2関節から指先まで、ペンを手のひらで転がす。

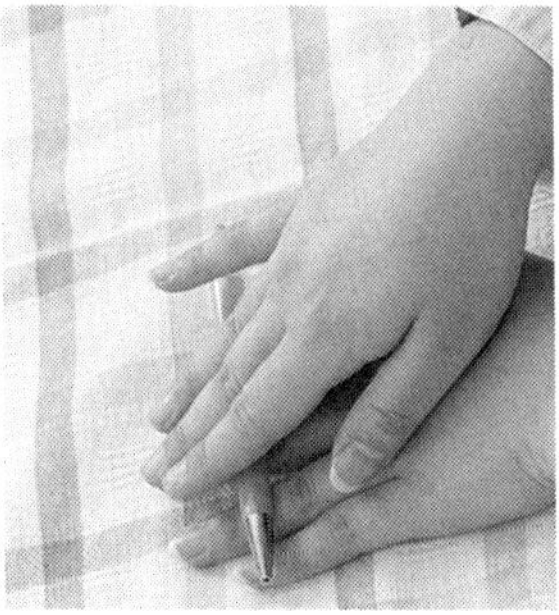

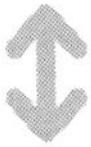

2 転がして痛みを感じる部分を、ペン先で刺激する。これを両手で行う（先がとがっているので、注意してください）。

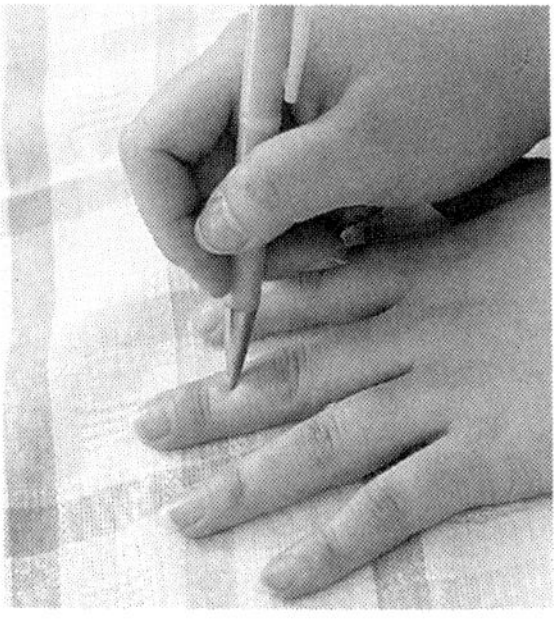

朝ごはんは、**納豆ごはんとアサリのみそ汁**で。神経ビタミンと呼ばれるビタミンB_{12}が豊富

●日本の伝統的朝食をいただく

ストレス性の不眠に悩む人の食事のバランスをみてみると、食事の時間が不規則であったり栄養バランスが悪かったりする人が見受けられます。

とくに睡眠にたいせつな栄養素はビタミンB_{12}。これは「神経ビタミン」とも呼ばれ、ストレス性の病気に効果が認められています。このビタミンB_{12}が不足すると自律神経のバランスが狂い、不眠などの原因になってしまうのです。

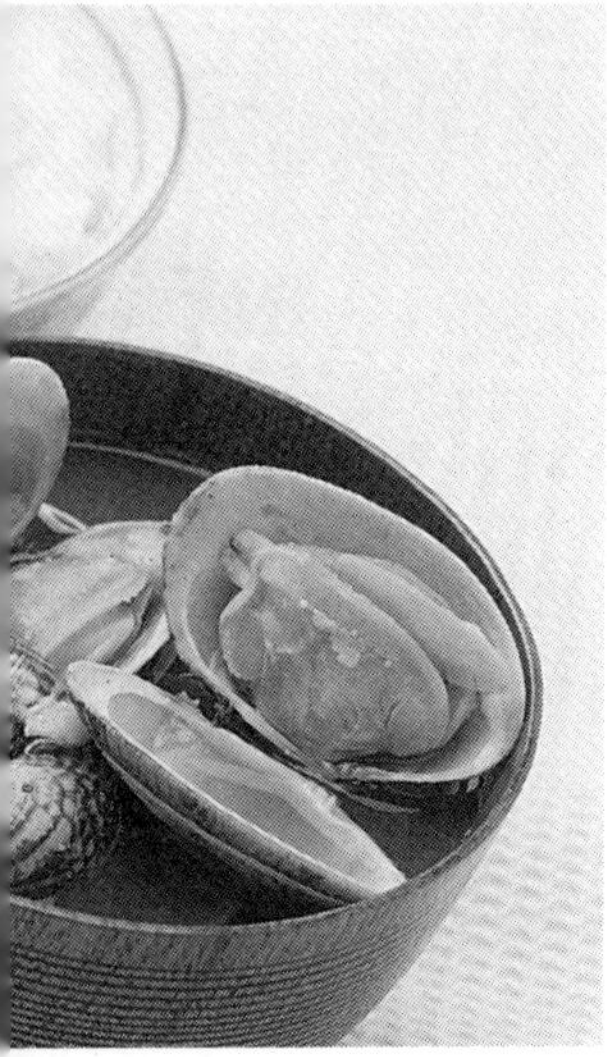

このビタミンB_{12}が多く含まれている食品は納豆、みそ、しょうゆなどの発酵食品、サバ、イワシなどの魚。牛や豚などのレバー、牛乳やチーズなどの乳製品にも含まれています。納豆やサ

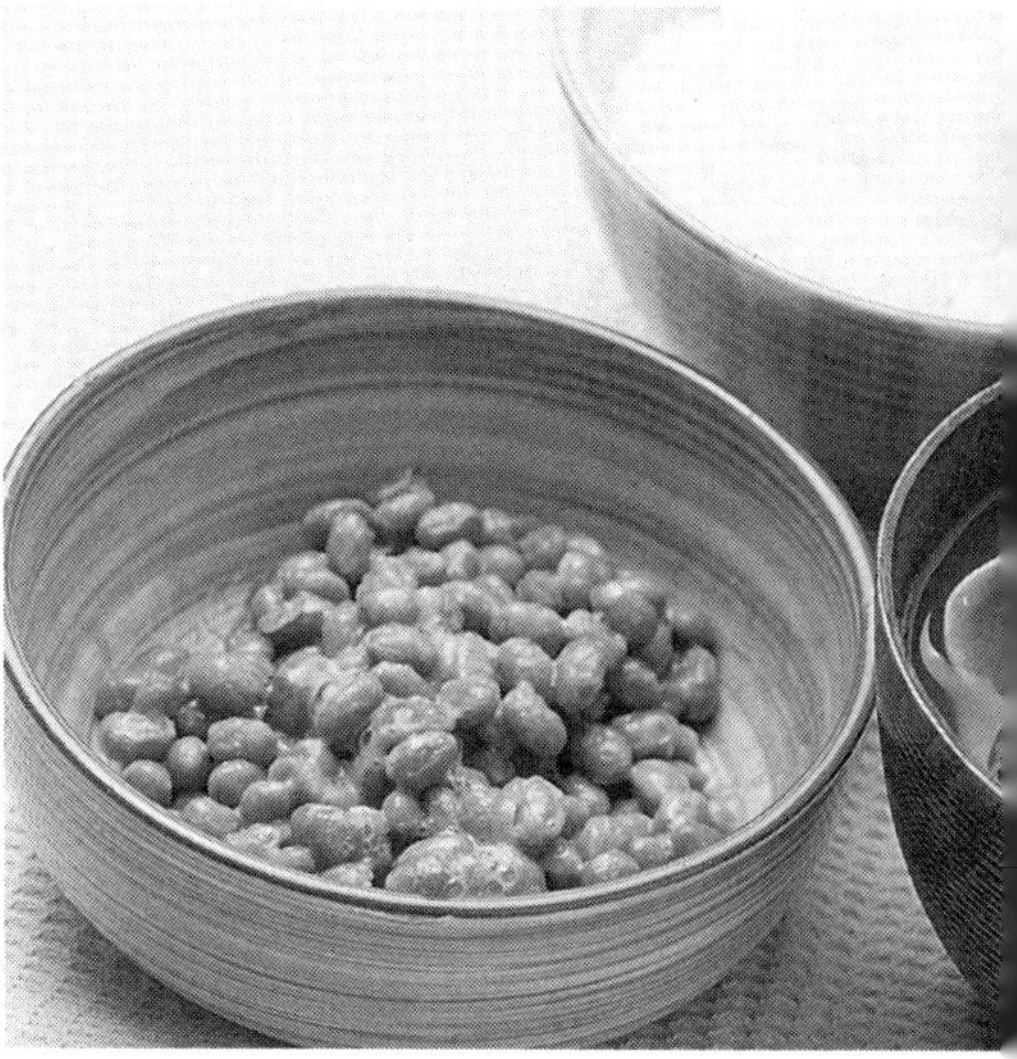
日本の伝統的な朝食、納豆ごはんやアサリのみそ汁には快眠要素がたっぷり！

バなどは日本の伝統的な朝食の一品。昔の人は無意識のうちに、体によいものをとり入れてきていたのです。

また、貝類ではアサリにビタミンB_{12}が豊富に含まれていますので、アサリのみそ汁なども睡眠には効果的でしょう。アサリのみそ汁を作るなら、少量でも三つ葉を入れるようにしてください。香りがよく、神経ストレスを抑えてくれる効果も期待できるからです。納豆ごはんにアサリのみそ汁という組み合わせなら、夜の快適な眠りに向けての、格好の準備食になります。

1日に必要なビタミンB_{12}の量は約2〜3μg（1μg＝100万分の1g）とされています。これは、魚なら1尾で摂取できる量です。ふだんの食事からビタミンB_{12}を積極的にとり、不眠の解消に役立ててください。

（初台関谷神経科クリニック院長　関谷　透）

不眠に

夕食にはビタミンB_{12}が豊富な**レバニラ炒め**や**ギョーザ**をとる

●夕食は中華の定番で

不眠改善に必要な栄養素としてビタミンB_{12}が知られています。この栄養素は私たちがふだん、なにげなく食べているものにも多く含まれています。たとえばレバー、卵、カキ、豆類など。このビタミンB_{12}は、精神安定作用のある神経伝達物質セロトニンづくりに働いていて、不眠の改善などにも必要不可欠な栄養素です。

また、ネギ、玉ネギ、ニラ、ニンニクなどの香味野菜に豊富な硫化アリルという香り成分は、自律神経に作用することで精神をスーッと安定させる作用があります。

不眠に効く夕食としては、中華料理の定番であるギョーザやレバニラ炒めなどがおすすめ。ビタミンB_{12}や硫化アリルを効率よく摂取できるからです。

また、**不眠症を解消したいなら、栄養素だけではなく規則正しい食生活の実践も欠かせません。**不眠症の人の食事傾向を調べてみますと、朝食抜きの人も多いようです。朝食は、脳の働きを活発にし、睡眠時に低下した体温を上げて、エンジンをかけた状態にしてくれ

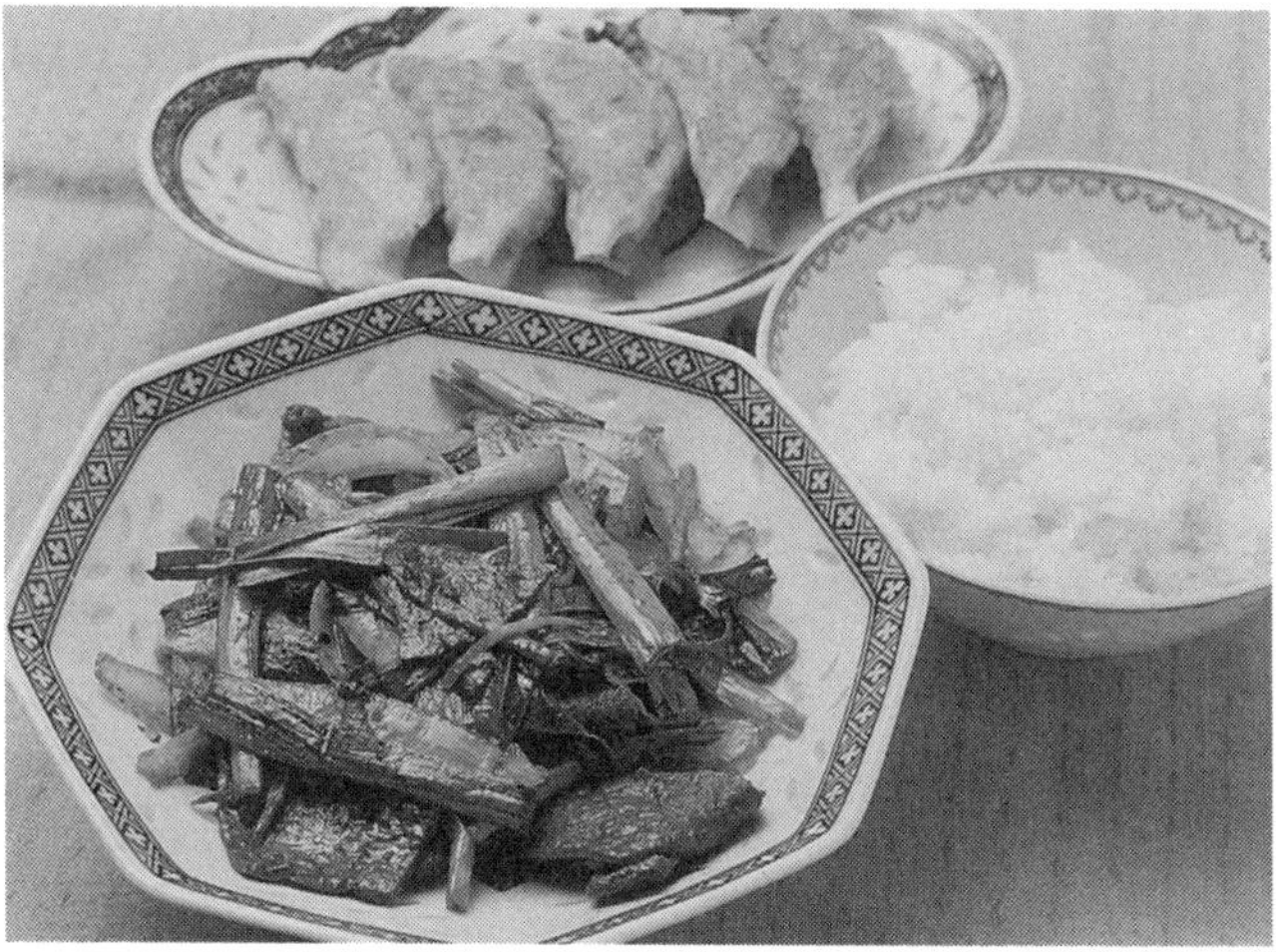

中華料理の定番、レバニラ炒めやギョーザには、精神を安定させる硫化アリルが豊富。

ます。朝食は眠けを覚まし、生活にメリハリをつけるのです。日中の覚醒度が高いほど夜間に良質の睡眠がとれる、すなわちぐっすり眠れることが明らかになっているので、朝食をしっかりとることは、確実な不眠対策といえるでしょう。

また、おそい時間に夕食をとることは禁物です。食べたものを消化していると、胃は数時間働きつづけ、睡眠中に内臓が動くことで眠りを妨げてしまうからです。少なくとも睡眠前2〜3時間は食事は避けたほうがよいかもしれません。夕食の時間をしっかり守れば、レバニラ炒め、ギョーザなどの快眠食が、あなたの快眠を約束してくれるはずです。

（共立女子大学教授・工学博士　芳住邦雄）

ジュース仕立てのレタスの白汁でおいしく、30分で入眠する

●メラトニン様の働きをするラクッコピコリン

眠りをもたらすホルモンのひとつにメラトニンがあります。メラトニンは下垂体から分泌されると、睡眠中枢に作用。下垂体から睡眠のための信号が全身に発せられ、筋肉は弛《し》緩《かん》し、心臓の鼓動はゆるやかになり、人は眠くなるのです。

メラトニンは夜8時くらいに分泌されるようプログラムされています。ところが、ストレスなどによりこれが狂い、メラトニンがうまく分泌されないと、眠ることができなくなります。これが睡眠障害です。しかし、そのような睡眠障害なら、メラトニンと同じような働きをする物質を摂取すれば、眠れるようになります。そこで、レタスが役立つのです。

レタスに含まれるラクッコピコリンはメラトニンと似た働きをすることがわかりました。つまりラクッコピコリンは、あたかも眠り誘導ホルモン＝メラトニンのように、脳の睡眠中枢に作用するのです。ラクッコピコリンは即効性があるのが特徴で、口から入って消化・吸収されて血液に乗り、たった30分で脳に届いてしまいます。

●麻酔薬に使われていたレタスの白汁

その昔、プエルトリコの先住民の間では、麻酔薬のかわりとしてレタスが使われていました。ヨーロッパではピーターラビットの童話の中で、レタスを食べると眠くなるという話が出てきます。実は、レタスの誘眠作用は古くから知られていたようです。

ラクッコピコリンは、レタス100g中に約20㎎含まれるレタスの苦み成分で、葉よりも芯の白い部分に多く含まれています。レタスの大きさにもよりますが、芯の部分まで入れて、約4分の1個をとれば、睡眠を誘発する効果を期待できます。ラクッコピコリンは熱に強いので加熱しても壊れませんが、煮込むと煮汁にとけ出すので、芯を含めてスープにしたり、ジュースにしていただくとよいでしょう。

（実践女子大学教授　田島　眞）

レタスの白汁の作り方

材料
芯も含むレタス¼個（約120g）

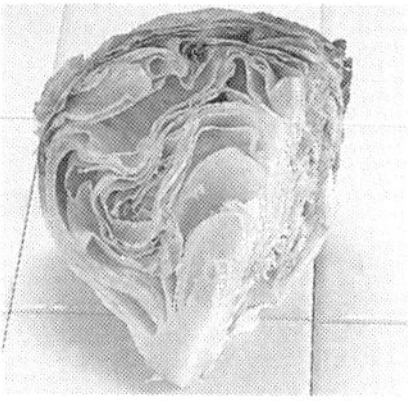

ジューサーにかける
レタスを適当な大きさにざく切りにして、ジューサーにかける。

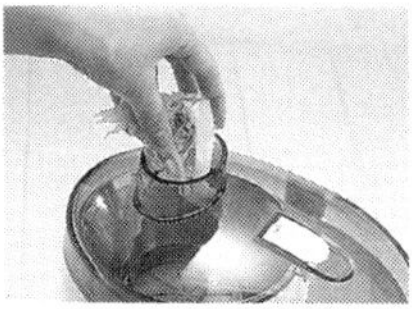

でき上がり
約100㎖のレタスの白汁が完成。レモン汁を加えても○。

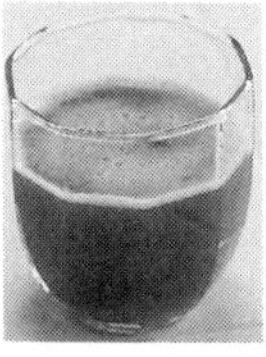

目安
眠る30分前に
約100㎖を飲む。

ミネラル類・ビタミンB群が眠りのカギになる ナツメのジュース

●漢方薬ではナツメは寝つきの悪い人に使われる

ナツメは滋養強壮をつける果物として昔から重宝されてきました。中国では、実を乾燥させたものを大棗《たいそう》と呼び、料理や薬の材料に用いています。大棗を使った漢方薬「甘麦大《かんばくたい》棗湯《そうとう》」は、不安感、寝つきが悪い、眠りが浅い、頭がぼーっとする、食が細い、あくびがよく出るといった症状に処方されます。つまりナツメは滋養強壮作用だけでなく、夜になると不安が増して眠れない人にもおすすめというわけです。

食品成分表を見ると、ナツメにはとくにミネラル分が豊富で、その含有率は果物の中でも突出しています。不足すると、だるさ、神経痛、イライラなどを起こし、**不眠の原因にもなるビタミンB_1、ビタミンB_2は、ほかの果物とケタ違いに豊富に含まれています。**心を落ち着かせてイライラをとり除く作用のあるマグネシウム、ナイアシンもたっぷり。血圧降下作用のあるカリウムは、100g中に810mgも含まれています。これは干し柿の約1・2倍です。また貧血のための鉄分補給にはプルーンが有名ですが、ナツメにはプルーンの1・5倍もの鉄分が含まれています。

インスタント食品や炭水化物に偏った食生活は亜鉛不足を招き、味覚異常や糖尿病、生理不順の原因になりかねません。そういった人に、ナツメ100g中に0・8mgと豊富に含まれる亜鉛の含有量は、有効に作用するはずです。

ナツメは体を丈夫にして、かつ精神を安定させるフルーツといえます。ただし、100gで287kcalもあるので、ダイエット中の人にはおすすめしません。

ナツメは即効性が期待できるので、寝る1～2時間前に摂取してください。肝機能を丈夫にするクコといっしょに食べると相乗効果が高まります。（エル治療院院長　山口寛子）

ナツメジュースの作り方

材料

乾燥ナツメ（大棗）5個、乾燥クコ小さじ1、水3カップ。ナツメは漢方薬局や中華食材店で購入できる。

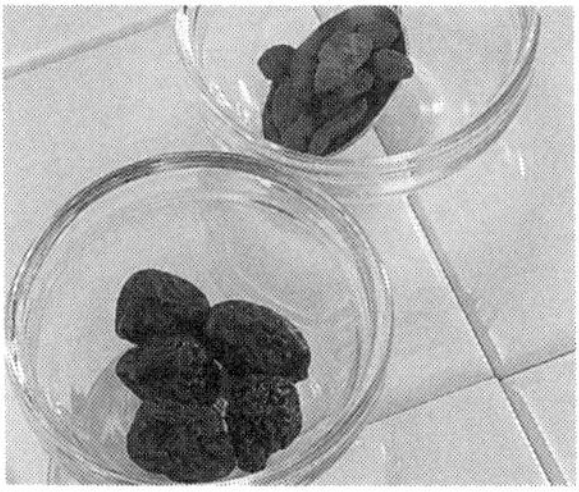

1 煮詰める

土鍋（または、ほうろうの鍋）にナツメ、クコ、水を入れて、弱火でじっくり煮詰める。

2 でき上がり

30分～1時間煮詰めたら、でき上がり。約½カップのナツメのジュースができる（残ったナツメやクコの実は食べてもよい）。

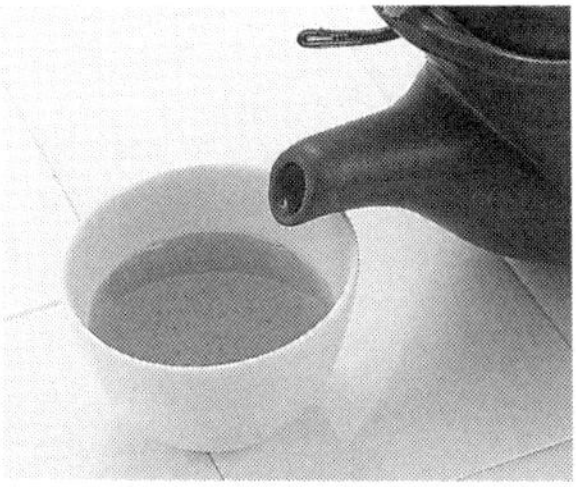

目安 就寝1～2時間前に約50mlを飲む。

不眠に

ぐっすり眠れて寝起きも爽快。蓮のお茶は不眠症の特効薬

●10人に1人が悩む不眠症

厚生労働省の調査で、日本人の10人に1人が不眠症であることがわかりました。

不眠症の最大の原因はストレスによる自律神経の乱れではないでしょうか。ストレスによって自律神経が乱れると、夜になっても交感神経の働きが活発なため神経が高ぶり、眠れなくなってしまうのです。そのほか、不安神経症やうつ病などによる不眠、また睡眠時無呼吸症候群など、さまざまな原因も考えられます。

●蓮の鎮静作用によって質の高い眠りが訪れる

心地よい眠りとは、どんなものなのでしょうか。睡眠中は、深い眠りのノンレム睡眠と浅い眠りのレム睡眠が交互にやってきます。それらが約90分ごとのリズムで、一晩に4〜5回繰り返されると、頭も体もスッキリとした状態で起きることができます。ところが、ストレスによってノンレム睡眠とレム睡眠のリズムが狂ったり、浅い眠りのレム睡眠がつ

づいたりすると、不眠症になるおそれがあります。

そこで、寝つきをよくして睡眠の質を高めるためにおすすめしたいのが、蓮《はす》のお茶です。蓮の葉には、数種類ものアルカロイド（自然の薬理成分）が豊富に含まれ、これらの相乗効果によって自律神経の働きが正常化し、緊張の緩和、鎮静効果がもたらされるのです。

蓮のお茶はベトナムでは「不眠症の特効茶」として有名。ハノイ薬科大学などの臨床実験でも、その不眠症改善作用が実証されました。**39人の不眠症患者に蓮のお茶を10日間飲んでもらったところ、ほとんどの人が不安や興奮が抑えられ、不眠症が改善した**ことが判明したのです。朝の目覚め、日中の気分もよく、副作用もありませんでした。

すでに睡眠導入剤を飲んでいる人にも蓮のお茶は有効です。睡眠導入剤は睡眠を誘う薬であって、睡眠の質を高めるものではありません。しかし、蓮のお茶は睡眠の質を高めてくれるので、疲れがとれて心身の調子もよくなることが期待できるのです。

蓮のお茶によって、毎晩、自然な感じで深い眠りにつけるようになれば、おのずと睡眠導入剤も減らせます。

お茶は80度くらいの温度で、約120㎖を目安に就寝前に飲むとよいでしょう。おそい人でも1カ月で効果が出てくるはずです。

（医療法人弘仁会板倉病院理事長　梶原　優）

ポーズで治す!

不眠症

両手、両足の末端部分まで血流がよくなる、冷え症にも効果的なポーズです。

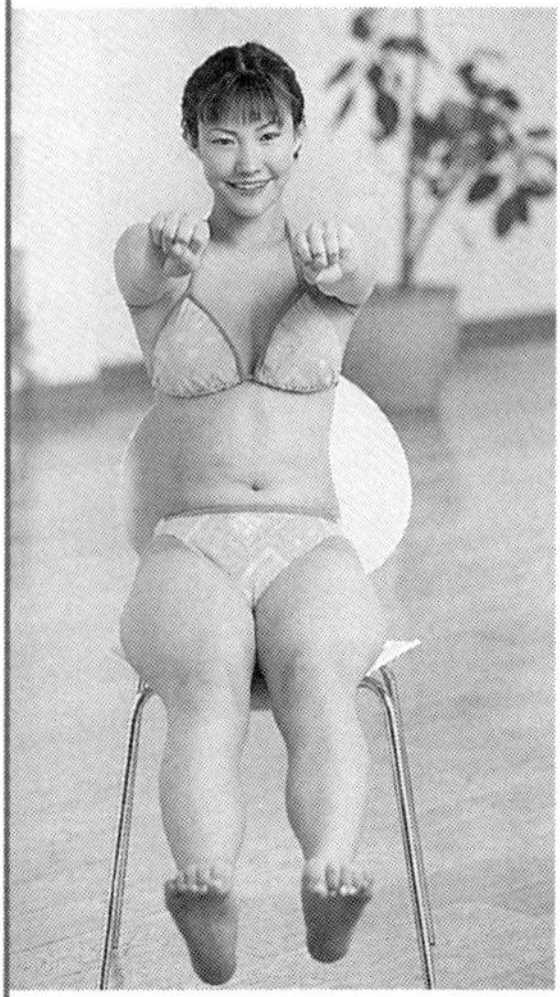

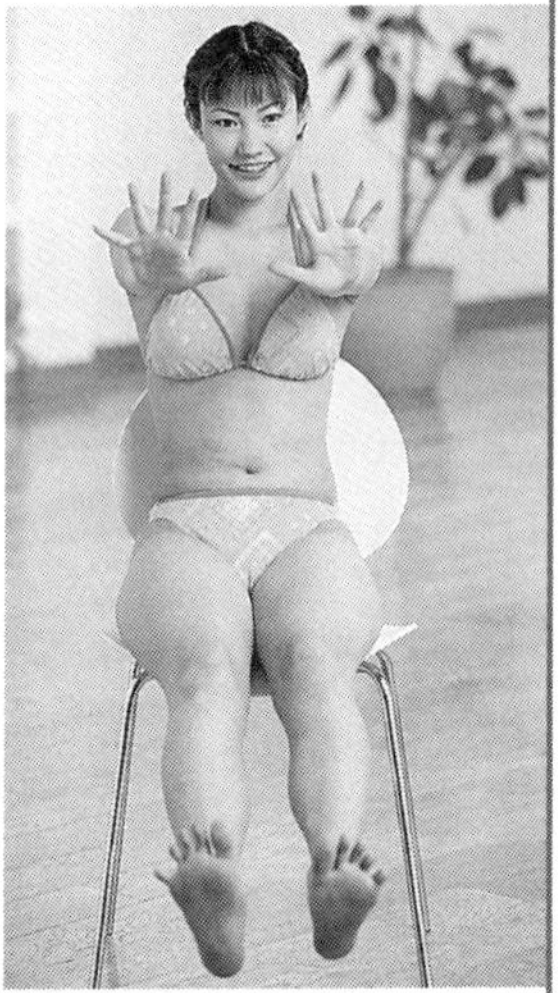

1 イスやベッドに腰かけて、両手と両足の指を力強く曲げて、ジャンケンの「グー」をつくる。

2 両手と両足の指をできるだけ大きく広げて、ジャンケンの「パー」をつくる。

このように、「グー」と「パー」を1セットとし、これを20回繰り返す。

毎晩、就寝前に実行して不眠症を解消。

<指導＝中京大学体育学部大学院体育学研究科教授・医学博士　湯浅景元>

冷え症やほてりに

昼間の体温が36度に満たない低体温。冷え、疲れ、だるさだけでなく、肥満やがんの原因にも

●さまざまな不調の原因に低体温がある

「最近、手足の冷えが以前よりもつらくなった」「体がだるい」「疲れやすい」「かぜをひきやすい」などの不調を覚える人は、自分の体温をはかってみることをおすすめします。もしかして、前より体温が低くなっていることが不調の原因かもしれないからです。

人間の体にはさまざまなリズムがあります。体温もそのひとつです。人間が朝起きたときの体温は36度、夕方の高いときには36・5度くらいが目安です（女性には生理の期間中は体温が低く、排卵日を境に高くなるリズムもあります）。しかし、最近、この体温に満たない人がふえてきています。これを、低体温といいます。

「体温が低くてもたいしたことはない」という人もいるかと思いますが、それは大きなまちがいです。近年の研究では、体温が低いと免疫細胞が活発に働けなくなり、免疫力が低下することがわかっています。その結果、かぜやアレルギー性の疾患などさまざまな病気を引き起こすだけでなく、がんなどへの抵抗力も弱くなることがわかっています。

低体温はこんな不快症状を招く

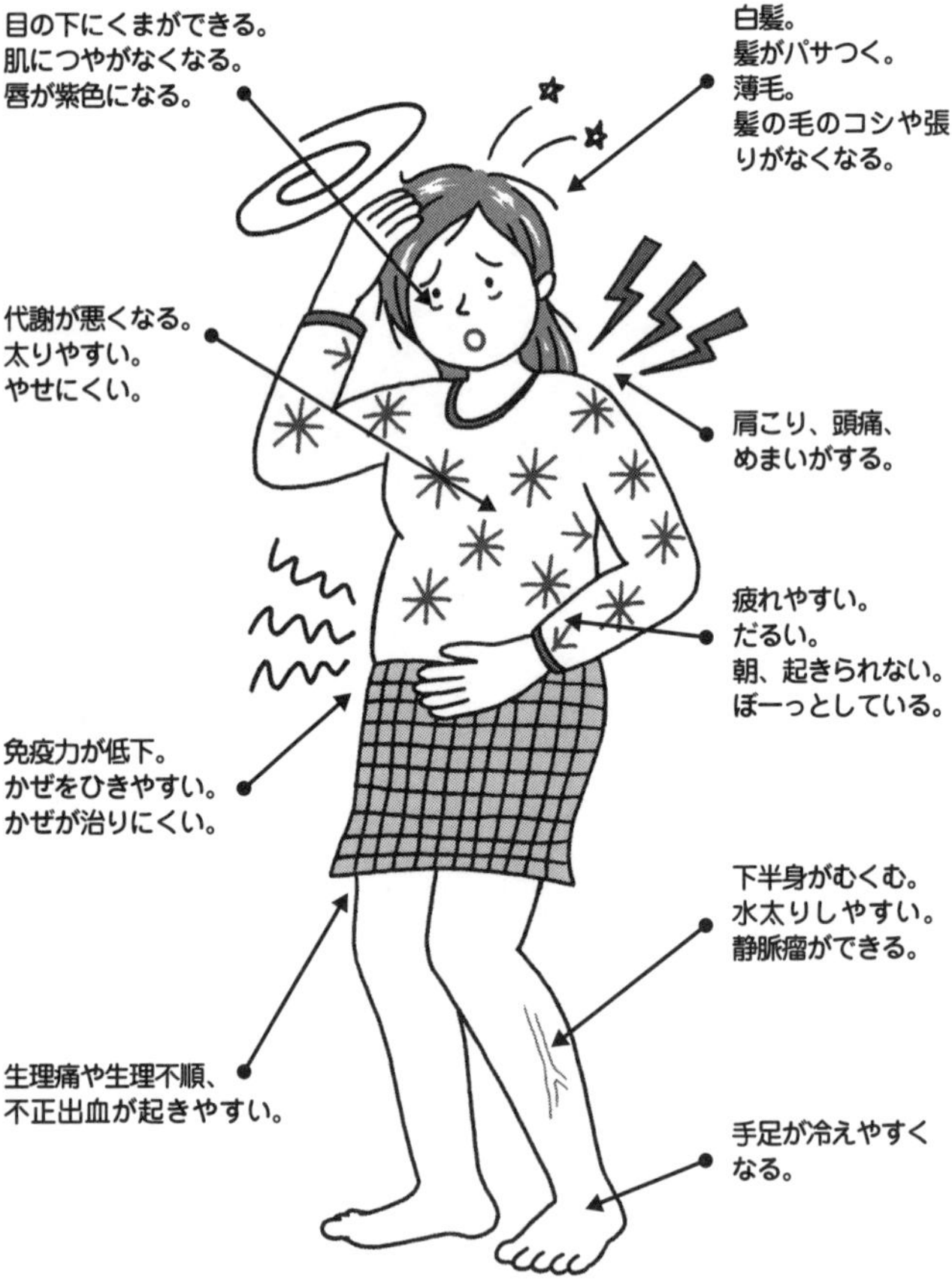
目の下にくまができる。
肌につやがなくなる。
唇が紫色になる。
白髪。
髪がパサつく。
薄毛。
髪の毛のコシや張りがなくなる。
代謝が悪くなる。
太りやすい。
やせにくい。
肩こり、頭痛、めまいがする。
疲れやすい。
だるい。
朝、起きられない。
ぼーっとしている。
免疫力が低下。
かぜをひきやすい。
かぜが治りにくい。
下半身がむくむ。
水太りしやすい。
静脈瘤ができる。
生理痛や生理不順、不正出血が起きやすい。
手足が冷えやすくなる。

それだけではありません。代謝が悪くなるので、太りやすくなったり、肌や髪が老化するなど美容面での問題も起こってくるのです。

●自律神経のバランスの乱れと運動不足が原因

なぜ、低体温になるのか。原因のひとつに自律神経のバランスの乱れがあります。自律神経には全身の体温を維持・調節する働きがあります。たとえば、寒いときは交感神経が血管を収縮させて熱が逃げるのを防ぎ、暑いときには副交感神経が血管を広げて熱を逃がすといったぐあいです。ところが、**さまざまな理由で自律神経はそのバランスを乱しがちになり、それが低体温を招くのです。**

では、人間の熱は、どこで生み出されるのでしょうか。人間の体の細胞は血液から栄養をとり込み、それをエネルギーに変えるとき、熱を生み出します。熱は体の中でも活動が活発な心臓や肝臓を中心としたおなかの部分、あるいは脳や骨でつくられます。とりわけ、動くことで熱を多く生み出すのが、筋肉です。長年、デスクワークの仕事をつづけていると、「若いときにくらべて手足の冷えがきつくなってきた」という人が多くいます。それは、すわりっぱなしで動かないため冷えをきつくしているのです。運動不足、それに伴う筋肉量の低下も、低体温の大きな原因なのです。

（水嶋クリニック院長　水嶋丈雄）

冷え症や
ほてりに

すわり足踏みで全身の血管に血液をめぐらせば、冷え症、関節痛、便秘が改善

●新陳代謝も活発になり、バランス感覚も鍛えられる

すわり足踏みは血液を効率的に全身に循環させる動作です。いわば全身の不快症状に効く動作ですが、なかでも著しい効果が期待できるのが、冷え症、関節痛、便秘です。

人間の血管は毛細血管まですべて合計した全長は10万km。地球を2回り半もする長さになりますが、全身のすみずみまでうまく血液をめぐらすためには工夫が必要です。

血液は毛細血管内で筋肉に酸素と栄養を与え、二酸化炭素と老廃物を受けとります。ところが通常時は、血液の半分がその機能を果たしていません。体の末端である手や足にとくに冷えを感じやすいのはそのためです。

ですから、**冷え症対策でいちばんたいせつなのは全身の血行をよくすること**。まず5種類の足踏みでまんべんなく足の裏に刺激を与え、腎臓の働きを高めます。すると体全体があたたまり、下半身の冷えも改善されます。とくに就寝前に行えば、冷えで眠れないということはなくなり、熟睡できる効果もあります。

すわり足踏みのやり方

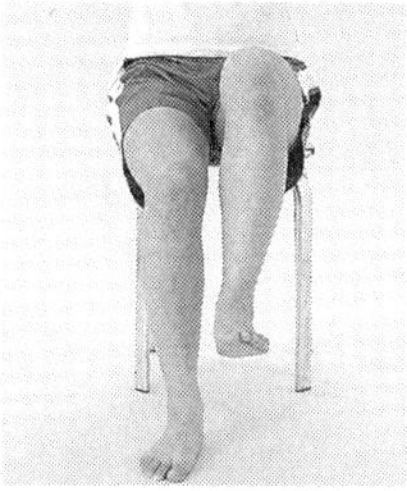

1 足の裏全体をつけて10回足踏みする。

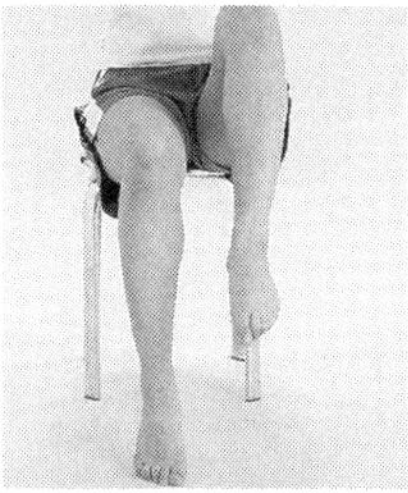

2 つま先をつけて10回足踏みする。

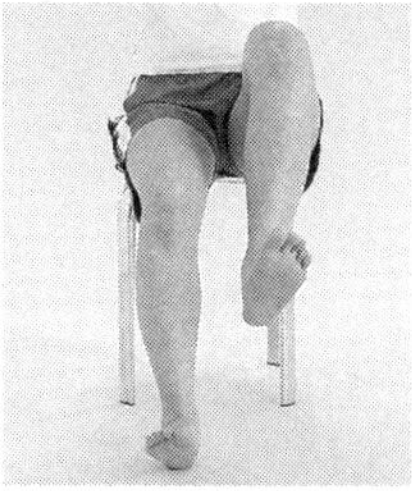

3 かかとをつけて10回足踏みする。

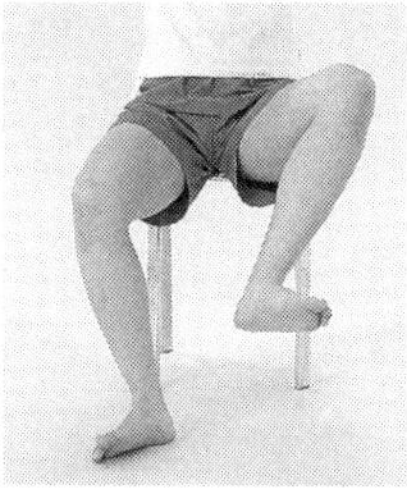

4 足の裏の外側をつけて10回足踏みする。

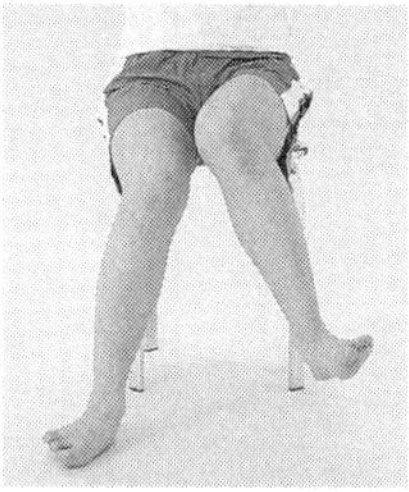

5 足の裏の内側をつけて10回足踏みする。

これで1セット

ONE POINT

足を上げる高さは20㎝を目安に。腕もいっしょに振るとより効果的。足を上げる高さや回数は無理をしない。

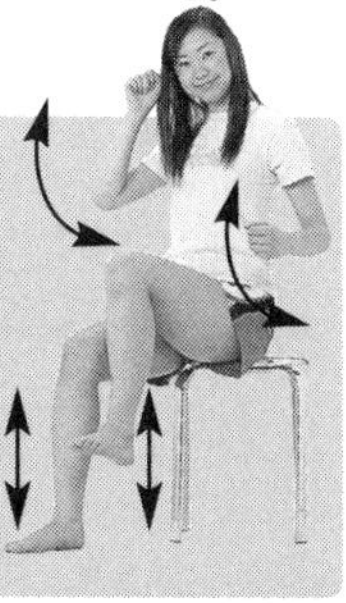

目安

2セット行う。最初は、足踏みを1秒間に1回程度、2セット目は1セット目より速く行う。

この症状に効く

冷え症

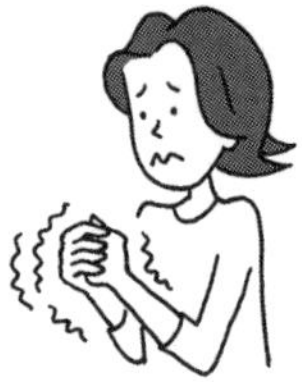

新鮮な血液のめぐりにくい手足の先など体の末端部に、足踏みをして血液をめぐらすことができる。

関節痛

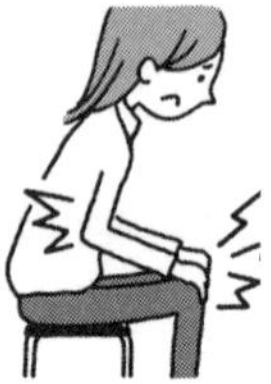

痛みの原因は、関節周囲の血行不良と筋肉の衰え。すわり足踏みならば、血のめぐりを改善しつつ、関節周囲の筋肉を強化できる。

便秘

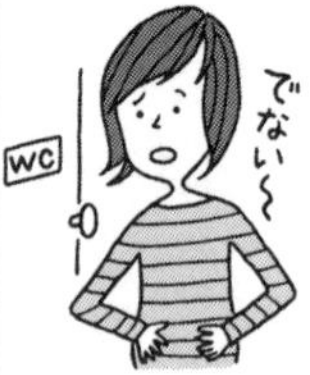

体を動かさないことで内臓の機能が衰えてしまうから、運動不足の人は便秘になりがち。足踏みをして腸を刺激すれば、便秘はかなり解消されるはず。

血行がよくなれば膝痛、腰痛、肩こりなどの関節痛も解消します。関節周囲のかたくなっていた筋肉がほぐれ、しなやかに動きだすのです。また、すわり足踏みは、腹筋を使うため便秘の改善も期待できます。便秘解消のために大事なのは腸（おなか）を動かしてやることだからです。

●すわり足踏みで新陳代謝を活発に

すわり足踏みは、最初、無理のない範囲からスタートしてください。ハードな運動は健康を害することもあり、筋肉をほぐさないでむやみに運動をしても、効果が薄いばかりか、関節などに負担をかけて体を痛めたりすることもあるからです。血液を体じゅうに循環させることだけをイメージしながら、あせらず、ゆっくり、リラックスしてお試しください。

なお、いろいろなパターンの足踏みを行うのは、日常生活であまり使うことのない筋肉に、軽い刺激を与えることで新鮮な血液を送り込み、新陳代謝を活発にするのがねらいです。これは股関節のまわりの筋肉の血流を高め、下半身のバランス感覚を鍛えて、不意のケガ予防にもつながります。

（血液循環体操所所長・理学博士　二村ヤソ子）

手足の先は意識して動かそう

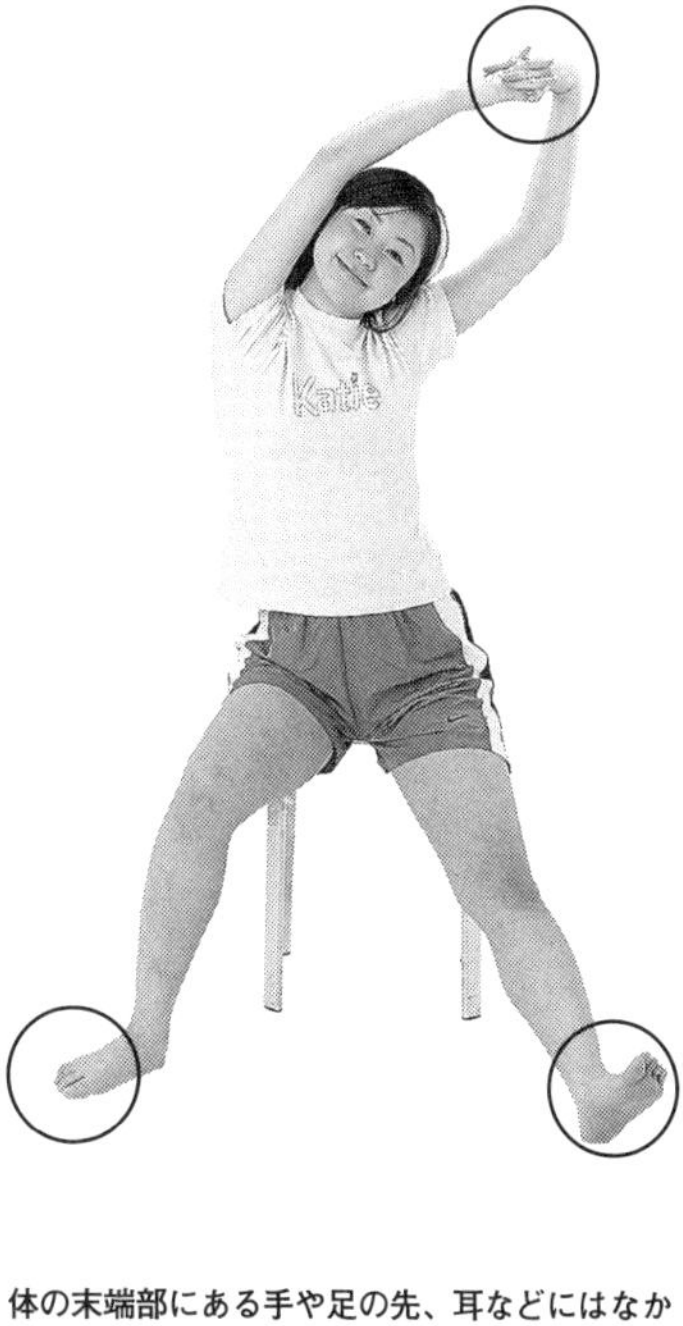

体の末端部にある手や足の先、耳などにはなかなか新鮮な血液が循環しにくい。新鮮な血液をめぐらせるには、意識して末端部分を動かす必要がある。

冷え症やほてりに

くびとおなかをこすり、手くびと足くびを動かすだけで体温が上昇する

低体温になると病気になっても治りにくいうえ、元気よく動き回るパワーも出てきません。ぐったりとして、疲れやすいのも特徴。冬眠する動物のようになってしまいます。こんな低体温改善のために、部屋の中で簡単にできる動作を紹介しましょう。

1つ目は、こする動作。くびにある人迎《じんげい》というツボをこすると新陳代謝がよくなり、体があたたまります。へその周辺を手で軽く時計回りにこするのもいい方法です。体温をつかさどる腸に刺激が加わり体がポカポカとしてきます。

●歩いたり体を動かすのがいちばん!

足や指先などをもむ、さする、回すといった刺激もおすすめです。末梢を刺激することで心臓への血液の戻りがよくなり、全身の血行をよくすることにつながるからです。

2つ目は、手くびパタパタ動作と足くびパタパタ動作。手くびと足くびを立てて、倒すだけの動作ですが、ふだん動かす機会の少ない手くびや足くびを動かすだけで体があたたまります。

（アスカ鍼灸治療院院長　福辻鋭記）

くびこすりのやり方

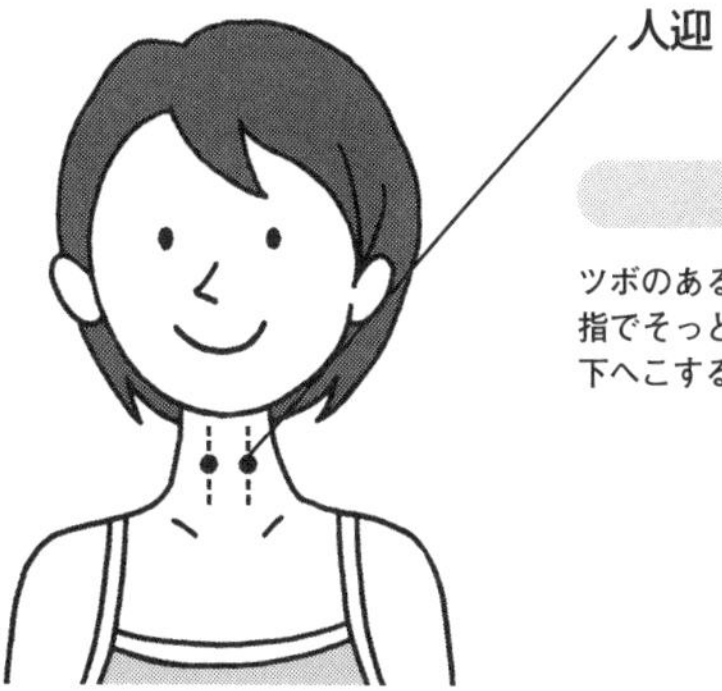

のどぼとけから左右1.5cmずつ離れたところにあるツボ。新陳代謝を活発にする甲状腺がある場所。

こすり方

ツボのある付近を指でそっと上から下へこする。

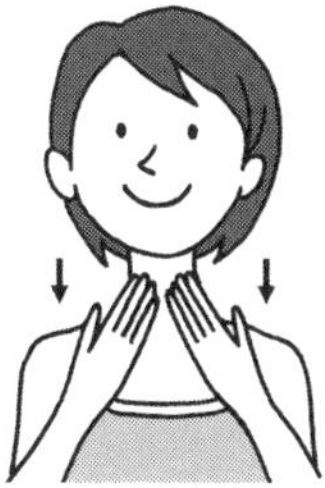

おなかこすりのやり方

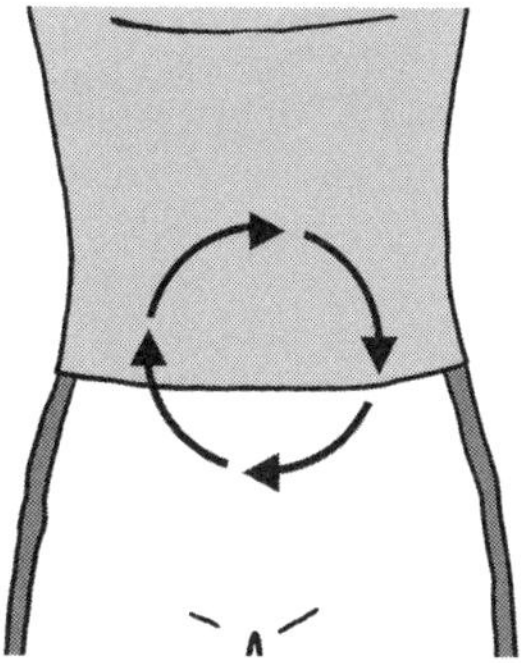

小腸は熱を生み出す働きをつかさどるので、おなかをやさしくさするだけで体がポカポカになる。

こすり方

へその周辺を手のひらでぐるりと円を描くようにしてやさしくなでる。数分で体があたたまってくる。

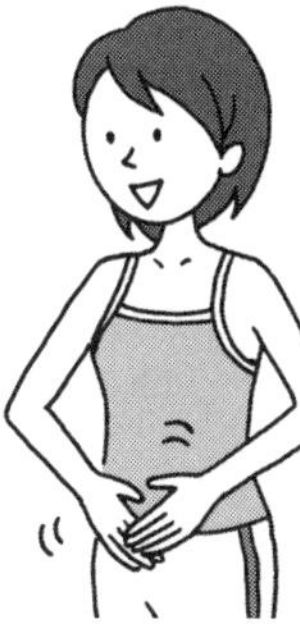

手くびパタパタ動作のやり方

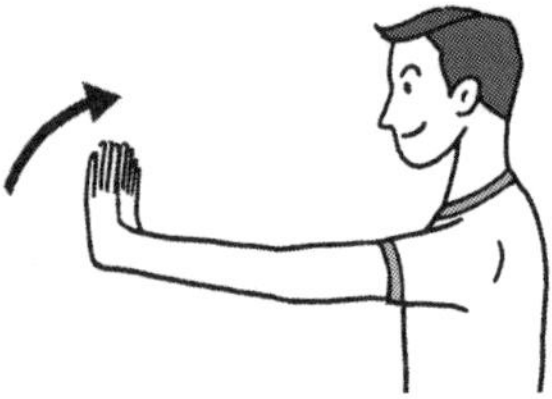

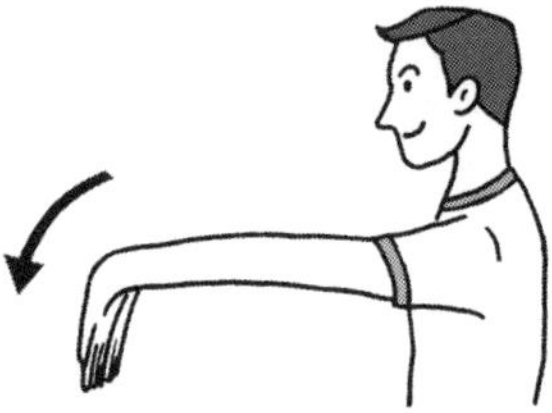

1 両手を体の前方にまっすぐ伸ばし、手くびを立てる。

2 両方の手くびを下にパタンと倒す。以上で1セット。

目安 1日20セット。

足くびパタパタ動作のやり方

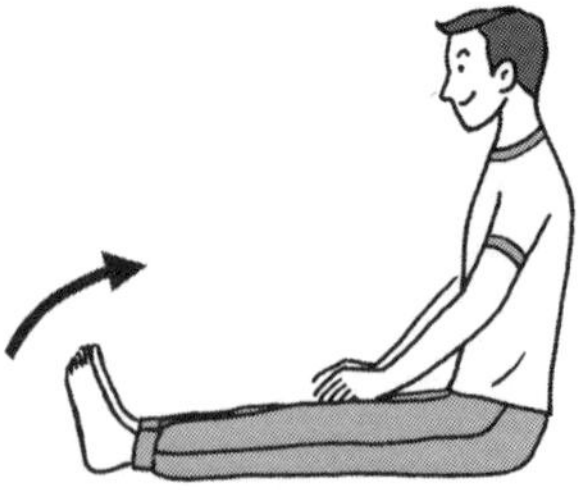

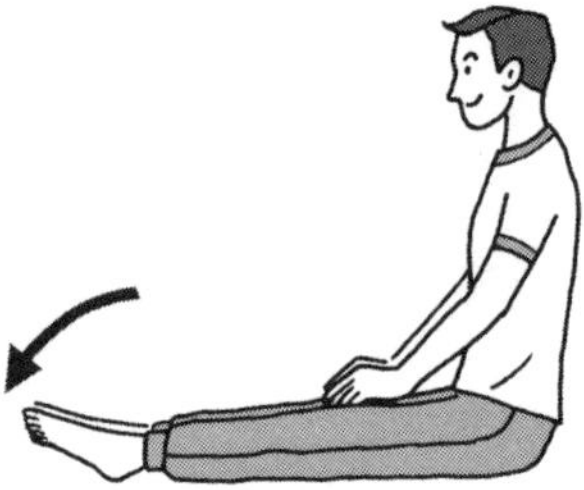

1 すわった姿勢（寝た状態でもOK）で両方の足くびを立てる。

2 立てた足くびをパタンと倒す。以上で1セット。

目安 1日20セット。

冷え症やほてりに

静脈血の流れをとり戻す**膝裏もみ**は、体温アップとむくみとりに効果

●膝の裏の動脈を押して離すだけであたたまる！

膝裏もみ（膝窩《しっか》動脈健康法）は、膝の裏を通っている膝窩動脈という血管を両手の指で押しては離すということを繰り返す運動です。非常に簡単な運動ですが、全身の血流を促して体温を高め、肩こりや冷え症、高血圧、便秘などの症状を改善することができます。

●膝の裏は血流促進の急所だった

その仕組みは、こうです。膝の裏の膝窩動脈を指で強く押して、血流をいったん止めたあと、パッと力をゆるめると、足の先へ向かって勢いよく動脈血が流れていきます。動脈血の流れがよくなれば当然、滞りがちだった静脈血もその勢いに押されて、上半身へ向かって流れていくようになります。その結果、体温が上昇して基礎代謝（安静時に消費されるエネルギー量）が増大し、体内に蓄積されていた脂肪もエネルギーとして多く燃焼されます。実際、私が女子大学生8人を対象に、膝裏もみの前後で体の6カ所の体温の変化を

膝裏もみで8人全員の体温が上がった！

		背部	腰部	大腿部	下腿部	足先	手指
する前	最も高い人	35.1	34.7	34.9	34.5	34.6	34.8
	最も低い人	33.8	32.9	33.5	32.3	31.5	32.4
	平均値	34.7	33.7	34.2	33.8	33.0	33.2

（度）

		背部	腰部	大腿部	下腿部	足先	手指
したあと（5分後）	最も高い人	35.8	35.1	35.9	34.7	35.9	34.9
	最も低い人	34.6	33.6	34.7	33.8	34.5	33.2
	平均値	35.2	34.3	35.3	34.8	34.8	34.1
	前後の差	+0.5	+0.6	+1.1	+1.0	+1.8	+0.9

（度）

まんべんなく全身の体温がアップ。心臓から最も離れた足先や下腿部、大腿部など足の体温がとくに上がっていることに注目。被験者は女子大学生8人。

調べた実験では、全員の体温がアップ。心臓から遠い部位がよく上昇するという結果を得ることができました（上の表）。

●体温アップでダイエット効果も

膝裏もみには自律神経のバランスをととのえる効果もあります。**膝裏もみで自律神経がととのえば、体温が上がって脂肪燃焼効果も高まります。**

体温がアップすれば、当然発汗が促されます。すると、老廃物や毒素、余分な水分が排泄されるようになります。こうした不要物がとり除かれることで肥満のひとつの原因であるむくみもとり去れます。

（国際膝窩動脈協会代表・保健学博士　入間川せいこ）

膝裏もみのやり方（右ききの場合）

1 床に腰をおろしてすわり、左足を前にまっすぐ伸ばし、右足は膝を曲げて立てる。

2 膝の裏の膝窩動脈を、両手の親指以外の8本の指の腹で、5秒しっかりと強く押し込む。

3 5秒たったら、指の力をパッと抜く。

4 10秒ほど膝の裏を軽くさすり、再び膝窩動脈を強く押し込む。

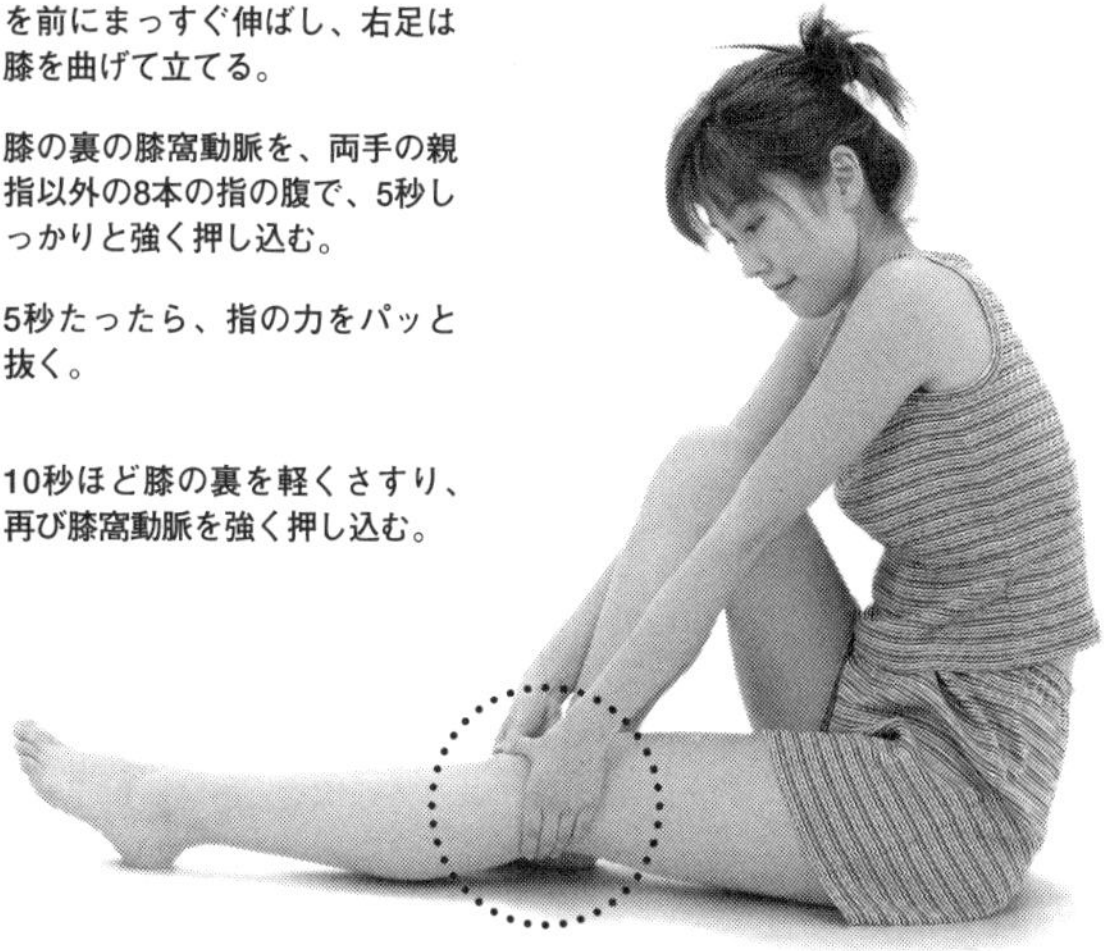

目安 1日5分。10回ほど繰り返す。右ききの人は左足→右足の順に。左ききの人は反対から。

ONE POINT

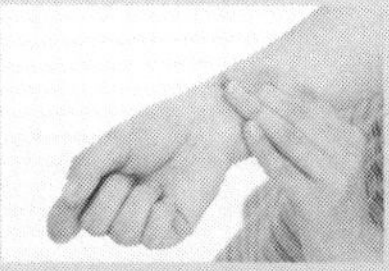

1 まず脈の音を知る
膝窩動脈のドクドクという脈の音をしっかり覚えるために、まず手くびで脈の音を覚える。

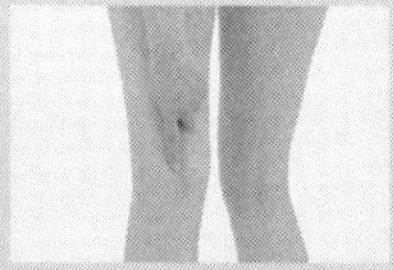

2 位置を把握する
膝窩動脈は膝の裏の真下か、ややずれたところにある。グイッと強く押し込むとドクドクと脈を打つ場所。

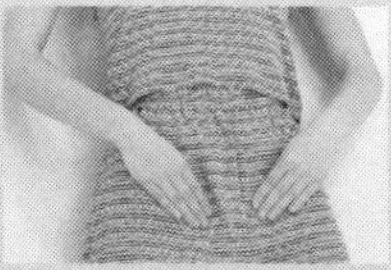

3 足のつけ根も押す
膝裏もみのあとに、足のつけ根にある大腿《だいたい》動脈も押せば、血流促進の効果はさらに高まる。

冷え症やほてりに

股関節の血流を一度せき止めてから一気に開放！ **足組みひねり**で冷えを改善する

●血行促進＋骨格矯正。一石二鳥の万能ポーズ

足組みひねりは、タイの伝統的健康法、ルーシーダットンの動きをとり入れたものです。ルーシーダットンは、タイ語で「仙人体操」の意味。修行に励む仙人が、自分の体をケアするために編み出した健康法といわれています。

足組みひねりは、**足を重ねて組んで股関節から足全体にかけて刺激を与えることができるので、効率よく足の血流を改善できます。**そのうえ大腿骨が動くので、股関節や骨盤を調整する効果も発揮。血行を促進し、骨格も矯正できる一石二鳥のポーズです。

●呼吸に意識を払いながらやる

効果を十分に上げるには、呼吸を意識するのがポイント。足組みひねりを実際にやってみると、息を深く吸って体をひねったとき、ただ体をひねったときにはない圧迫感を覚えます。実は、この圧迫感がカギ。血管を圧迫し、いったん血流をせき止めることで、体を

正面に戻して息を吐き、圧迫がとけたとき、一気に血液が流れ始めるのです。このため、体温が上昇し、冷え症の改善や免疫力のアップにつながります。しかも、「血流を一度せき止めてから一気に流す」という方法は、血液中にたまった老廃物も流してくれるので、血液浄化にも役立ちます。

（日本ルーシーダットン普及連盟代表　古谷暢基）

足組みひねりのやり方

1 足を組んですわる
床にすわり、右足の上に左足を重ねて組む。背筋を伸ばし、両手は頭の後ろに組む。ひじは後ろに開くようにする。

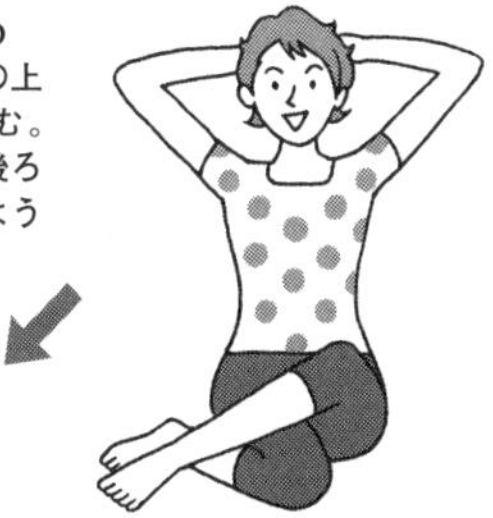

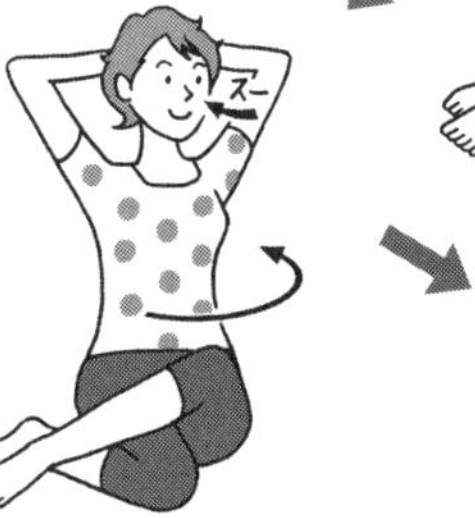

2 左へひねる
のど、胸、肋骨を開くように鼻から深く息を吸い、ウエストを左へひねる。口から息を吐きながら、ゆっくり体を正面へ戻す。

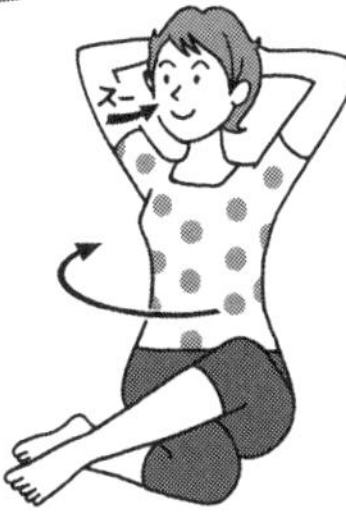

3 右へひねる
2と同様に息を吸い、ウエストを右へひねり、口から息を吐きながら、ゆっくり体を正面へ戻す。足を組みかえ、左ひねり、右ひねりを繰り返す。以上で1セット。

ONE POINT
息を吸いながら上半身をひねり、息を吐きながら正面に戻す。この呼吸を意識して行うこと。

目安 1日3セット。

冷え症や
ほてりに

手の指のまたは副交感神経を優位にする急所。しごけば免疫力が高まり、冷えも一掃

●手の指には副交感神経を刺激する働きがある

「第2の脳」といわれる**手の指には、血管や内臓の働きを支配する自律神経のバランスをととのえる働きがあります。**たとえば指そのものを引っぱったりブルブルと振ったりするだけでも、副交感神経が刺激され、免疫力はアップするといわれています。そんな手の指への刺激法の中でおすすめなのが、手指のまたの部分を刺激する手の指またしごきです。この手の指またしごきには、交感神経の高ぶりを抑え、副交感神経の働きを活発にして全身の血流をよくし、免疫力をぐんと高める力があるのです。

●気の流れもよくなって免疫力アップ

この手の指またしごきを行うことで、東洋医学でいう「気」の流れがたいへんよくなります。気がスムーズに流れれば、免疫力が驚くほど高まり、血流もアップするので、冷え症や便秘をはじめ、肩こり、腰痛、高血圧、肌荒れ、不眠などといった不快症状が吹き飛

んでしまうのです。

（和楽堂治療院院長　留目昌明）

手の指またしごきのやり方

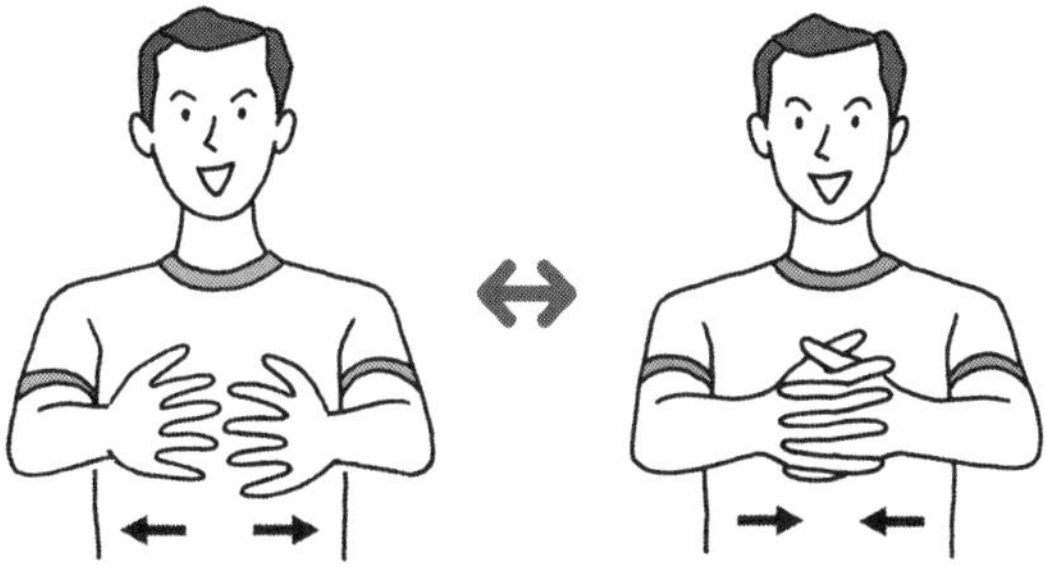

1 リラックスできる姿勢をとり、両手の指を開いて前に出す。

2 指のまたどうしを重ねたり離したりを繰り返す。これを20回で1セット。

目安　1日2セット。

ONE POINT

親指と人さし指のまたどうしもぴったりとくっつけ、指のまたどうしがすべて刺激されるようにする。

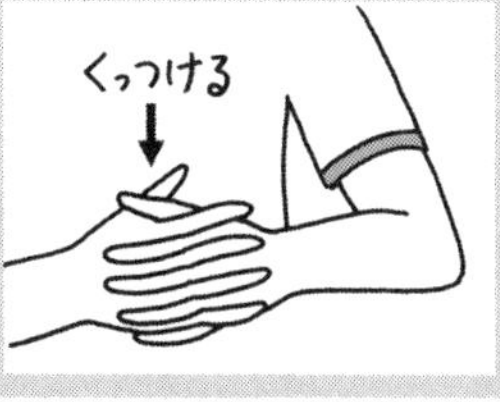

冷え症やほてりに

冷えや不眠の要因は股関節のゆがみ。ひもしばりで正しい位置に戻せば改善される

●股関節のゆがみが自律神経のバランスをくずす

イスにすわって足を組んだとき、どちらか決まった足をいつも上にするクセのある人は多いのではないでしょうか。女性なら、横すわりをしたとき、同じ側に足をくずす習慣がある人も多いと思います。こうした習慣が冷えや肩こり、膝痛や腰痛などの原因になっているというと驚かれるでしょうか。その理由は、「股関節のゆがみ」にあるのです。

股関節のゆがみは下半身の血行を悪くするので、足の冷えや膝痛などと関連します。また、骨盤内の臓器の血行も悪くなりますから、生理痛や生理不順などといった症状も引き起こします。さらに、頭寒足熱《ずかんそくねつ》という人体の原則にも反しますから自律神経のバランスをくずし、自律神経失調症、頭痛、不眠なども引き起こすのです。

●足をひもでしばり、筋肉を正しい位置に戻す

病気を引き起こす股関節のゆがみを解消する方法として考案されたのがひもしばりで

す。やり方は実に簡単。すわっているときに膝の上をひもできっちりしばって何時間か過ごす。あるいはひもしばりをして6～8時間程度、いつもと同じように寝るだけです。これで骨盤のゆがみがととのえられ、股関節の広がりも防げます。骨盤のゆがみが小さくなると、個人差はありますが、3カ月で1～3kgやせる人もいます（ひもしばりは、ほかの健康法と併用しても問題ありません）。

ひもしばりは、膝の上下とくるぶしの上、計3カ所をしばるのが効果的ですが、慣れない人は膝の上の部分を1本のひもでしばることから始めてください。自然治癒力も高まり、腰痛、肩こり、ゼンソク、便秘や冷え症、O脚、生理不順なども改善します。

股関節がゆがむ原因

❶ あぐら

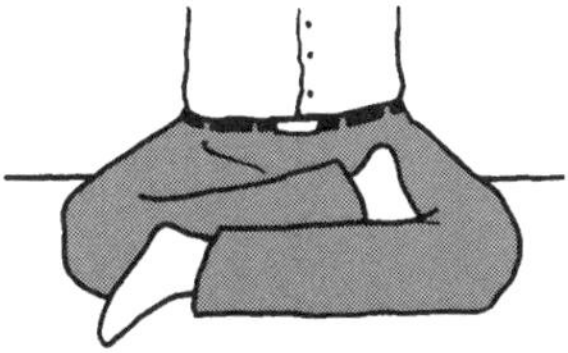

必ず同じ足を上にするクセがある人は、股関節がゆがみやすくなります。

❷ 横すわり

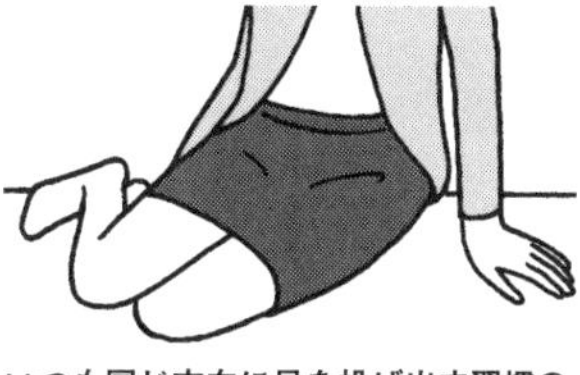

いつも同じ方向に足を投げ出す習慣のある人は要注意。

❸ 足を組む

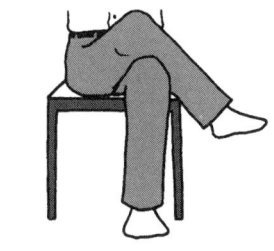

すわって足を組むとき、決まった足をいつも上にしていませんか？

膝の上1カ所をしばるひもしばりのやり方

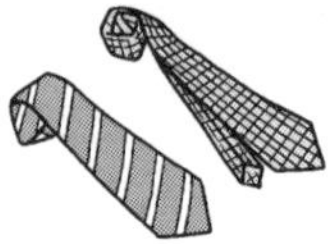

用意するもの

古いネクタイなど、幅があり、ある程度のかたさのあるひも。ストッキングなど伸びるひもは、しっかり固定できないので×。専用ひもは1本630円（税込み）／港南台駅前治療院 ☎ 045・832・4661

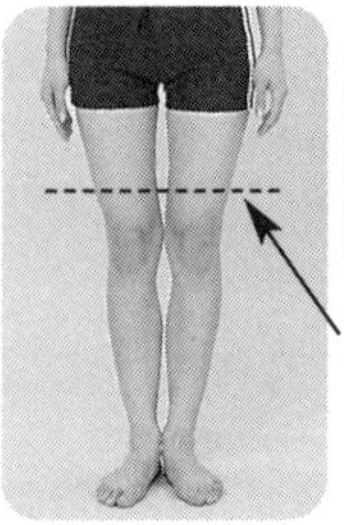

しばる位置は膝のすぐ上。

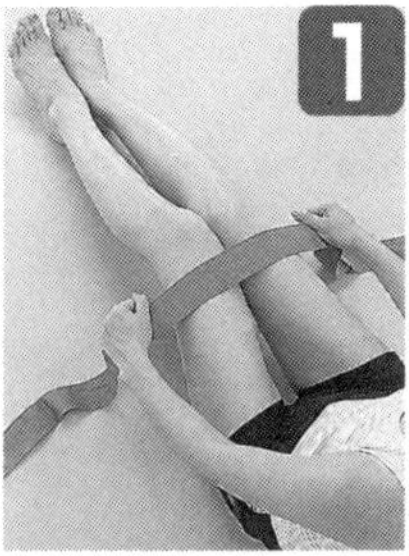

ひもを両手で持ち、中央を膝のすぐ上にかける。

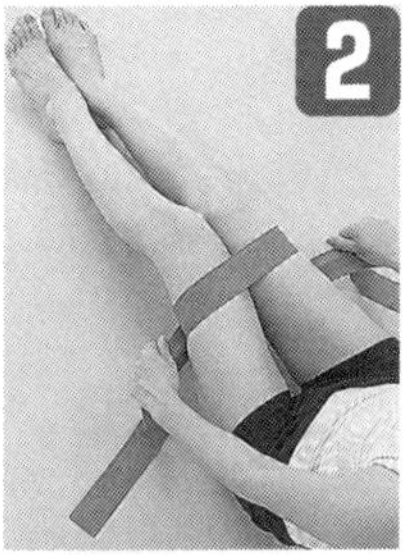

膝の裏側でひもを交差させて前に持ってくる。

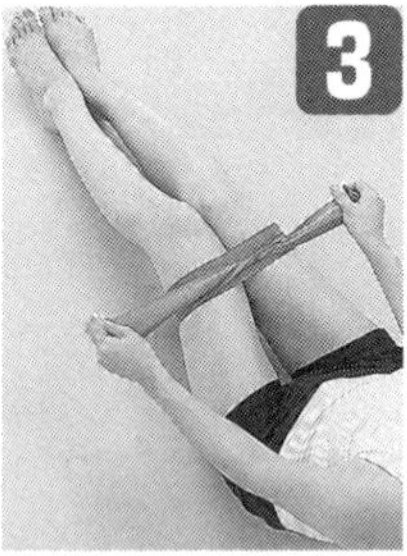

前でぎゅっと引き、二重に巻いて強くしばる。

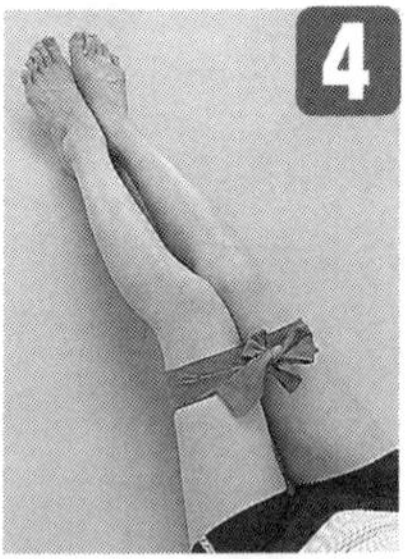

結び目は、緊急時にほどきやすいよう、蝶結びにする。

ONE POINT

3カ所をしばる方法も

より本格的に行いたいときは、まずは足の向きをそろえて、膝のすぐ上にひもをかけ、さらに膝のすぐ下、くるぶしのすぐ上の順に3カ所をしばってみましょう。

●痛みがとれたり疲れもとれやすい

足をひもでしばると血行が悪くなる？　いえいえ、両足をしばることで骨盤のゆがみが正されるのでかえって血行がよくなるくらいです。そのため、足元がポカポカしてきます。

冬の間、靴下なしでは寝られなかったという人も、ひもしばりを始めてから靴下がいらなくなったと聞いています。また、血行がよくなると筋肉にたまった痛みの原因物質や疲労物質が運び出されるので体の痛みや疲労が軽くなるのを実感できるはずです。

なお、ひもでしばると、**最初のうちは窮屈で寝られないという人がいますが、それは、それだけゆがみがある証拠。**体のバランスが左右対称になれば、すぐに慣れますが、どうしてもつらいなら、少しゆるめにしばるとよいでしょう。

（港南台駅前治療院院長　奥村耕一）

ひもしばりのコツ

❶ なるべく強くしばる

効果を高めるためには、きっちりギュッとしばることがたいせつ。ひもにたるみやゆるみがないか、チェックしましょう！

❷ 慣れるまではゆるめにしばる

理想はぎゅっとしばることですが、最初は多少きつく感じるかもしれませんので、少しだけゆるくしばってみましょう。

❸ ほどきやすい蝶結び

夜中トイレに起きるときや、急なお客さまなどで立ち上がる際にはすぐほどけないと不便。蝶結びがおすすめです。

冷え症やほてりに

ショウガとみその相乗効果で万病のもと、体の冷えを撃退する

●冷えとりは病気予防＋アンチエイジングに

体に冷えがたまると、さまざまな不調を招くようになります。以下、代表的な症状を紹介しましょう。

①**自律神経が乱れる**→体のこりや痛みを感じやすくなります。

②**代謝機能の低下**→体温が1度下がると、代謝機能が12％低下するといわれています。したがって、肥満になりやすくなります。

③**免疫力の低下**→花粉症やアトピーなどのアレルギー疾患を招きます。また、ウイルスや毒素に対する抵抗力が弱まるので、病気にかかりやすくなります。

④**内臓機能の低下**→とくに肝臓、腎臓、腸の機能が低下。なかでも脳の働きと密接に結びつく腸の機能の低下は、認知症（ボケ）を招きます。

⑤**うつになりやすくなる**→体の冷えは、活発な精神的活動の妨げとなります。

冷えはまさしく「万病のもと」。ちなみに、①～⑤の症状がすべてあらわれた状態が

ショウガを食べたら体温が上がった！（約2週間後）

カルテ1 31才 女性

	わきの下	へそ上	へそ下	足くび	足の甲	指先
前	35.8	31.4	32.2	27.1	22.2	20.2
後	35.9	32.4	32.2	31.3	30.5	27.9

こんな症状も改善 冷え、肩こり、胃痛、倦怠感 （度）

カルテ2 49才 女性

	わきの下	へそ上	へそ下	足くび	足の甲	指先
前	36.2	31.0	32.1	30.7	29.1	23.1
後	36.6	32.3	32.0	31.1	29.3	25.4

こんな症状も改善 手足の冷え、頭痛、足のむくみ、不眠、寝起きの悪さ （度）

カルテ3 70才 女性

	わきの下	へそ上	へそ下	足くび	足の甲	指先
前	36.4	32.3	34.9	30.6	29.5	26.2
後	36.5	33.1	33.0	31.0	28.9	27.2

こんな症状も改善 手足の冷え、肩こり、腰痛、便秘、胃腸の痛み （度）

「老化」。ですから、冷えとりは、病気予防だけでなく、私たちを若々しく保つためのアンチエイジングにも寄与するのです。

●新陳代謝を活発にして体温を上げる

冷えとりの方法で、皆さんにおすすめしたいのが、ショウガみそ汁です。ショウガみそ汁は、お好みのみそ汁にすりおろしたショウガ（1人分約10g）を入れただけのもの。しかし、実はショウガの芳香成分や辛み成分には、新陳代謝を活発にして体温を上げたり、血液の流れをよくする働きがあります。また、みそに含まれる塩分にも体をあたためる効果があり、**両者を熱々のスープとして飲むことができるショウガみそ汁は、冷えとりとしてこれ以上ない食べ方なのです。**

（全国冷え症研究所所長　山口勝利）

冷え症やほてりに

冷え症に効果のあるニンジンの薬効を酒のパワーがよりシャープにする

●血液の働きをよくするニンジンパワー

ニンジンは、東洋医学的にさまざまな効果があるといわれている野菜です。ニンジンには、体力づくりや免疫力を高める補気《ほき》（「気を補う」こと）の作用があり、内臓の活動を活発にし、血液の働きをよくしてくれる効果があるのです。

ニンジンは、冷え症や胃弱、免疫力を高めるなどの効能もありますが、食べたらすぐに効くという野菜ではありません。毎日、適量を食べていれば、おだやかに確実に効果を発揮してくれる野菜です。その効果だけでも十分ですが、日本酒といっしょにとると、その効きめがより早くなります。日本酒は、基本的に薬を効きやすくする働きを持っています。薬に勢いをつけるのです。ですから、早くよくなりたい人には、ニンジン酒をおすすめします。

なお、更年期障害で上半身はほてったりのぼせたりするが、足元は冷えるという女性や生理痛のひどい人は、日本酒ではなく紹興酒《しょうこうしゅ》や赤ワインを使ってみてください。これらの

ニンジン酒の作り方

材料

ニンジン500ｇ（中3本程度）、日本酒750㎖、レモン（好みでハチミツを足しても）

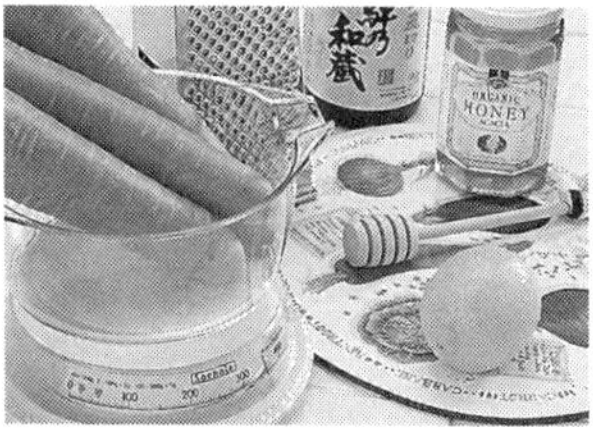

1 ニンジンの皮をむく。皮の近くにも栄養分があるので、なるべく薄くむく。

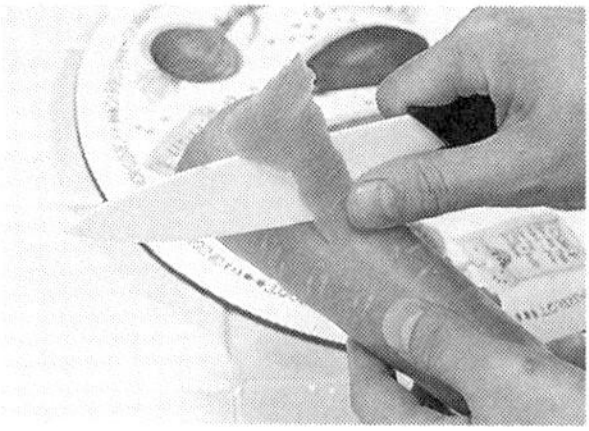

2 ニンジンをおろし金ですりおろす。

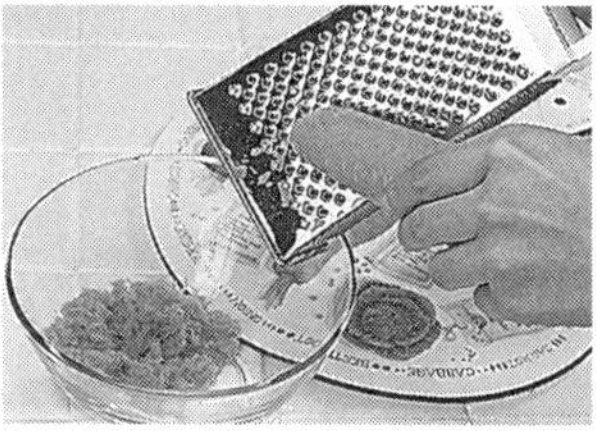

3 すりおろしたニンジンを、密閉びんに入れ、そこに日本酒を注ぎ入れる。

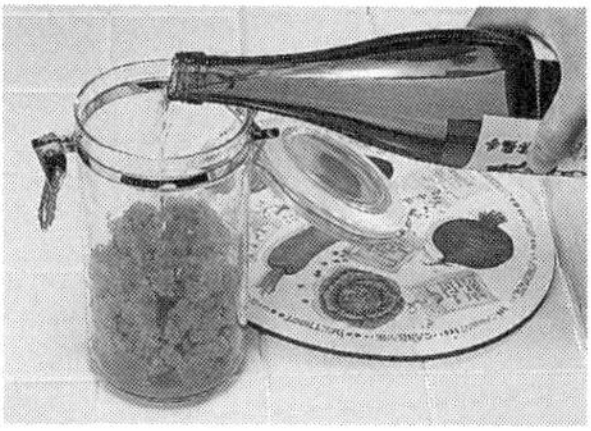

4 酸化を防ぐために、レモン汁を小さじ1程度加えたら、でき上がり。すぐに飲める。保存は必ず冷蔵庫で。

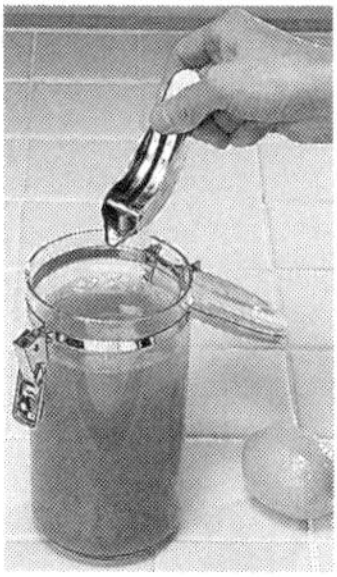

ニンジン酒の飲み方

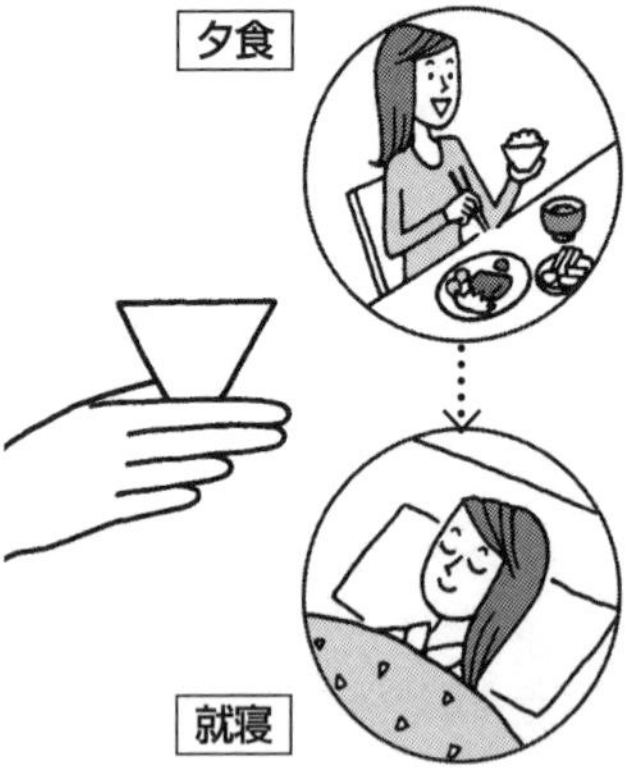

1日におちょこ1杯程度を夕食後から就寝前までの間に飲む。

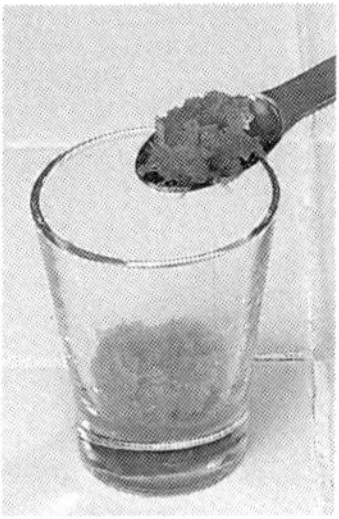

ニンジン酒の底に残ったニンジンのかすには、栄養分がたっぷり含まれているので、必ず食べる。

酒のほうが女性には飲みやすく、冷えから体を守る性質が高いからです。

●冷え症の人は、就寝前に飲んでみる

飲み方ですが、冷え症で夜なかなか眠れない人は、就寝前に飲むのがよいでしょう。一方、胃の調子が悪い人は、食事の前に食前酒として飲んでください。

なお、体の一部に熱があるときは、飲むのを避けてください。具体的には発熱、赤いニキビができているとき、熱射病、のどが痛いなどの症状がある際は、ニンジン酒は控えるようにしましょう。

（北京中医学大学講師　邱　紅梅）

ポーズで治す!

冷え症

冷え症を改善するには下半身の血行をよくするのがいちばん。それには、ボートをこぐ動作が意外と効果的である。

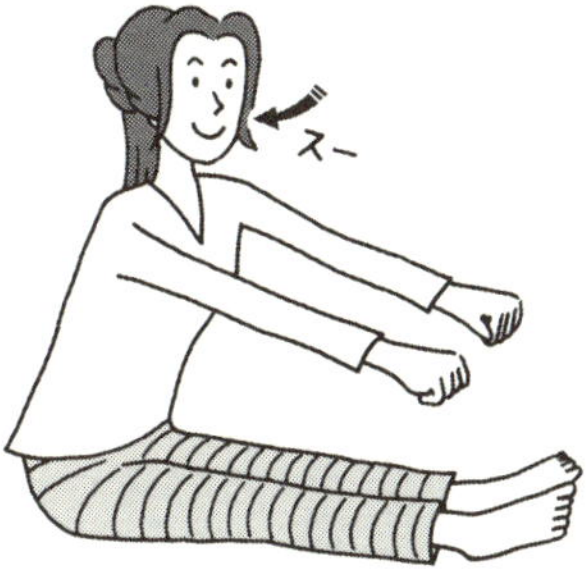

1 床にすわり、両足を前に伸ばす。上半身を前傾させ、ボートのオールを持ったつもりで、両腕を前に出す。その際、鼻から息を大きく吸い込むこと。

2 オールをこぐような感じで、前傾した上半身を戻しながら、両腕を引き上げる。その際、口から大きく息を吐き出す。力強くボートをこいでいる様子をイメージすると、なおよい。

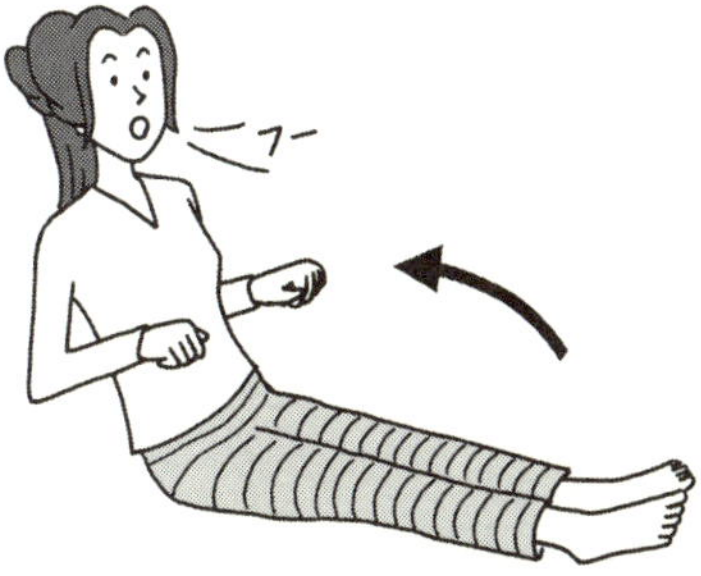

朝夕10回ずつで冷え症を予防・改善。

<指導=原接骨院院長　原　了>

冷えやむくみを解消！生活習慣病も防ぐ**ヒマラヤ紅茶**のすごい効果

●ヒマラヤ紅茶のベースはインドの伝統医療

ヒマラヤ紅茶とは、ショウガとシナモンを加えた紅茶のこと。インドの伝統医療アーユル・ヴェーダに伝わるレシピをもとに、ヒマラヤで飲まれている紅茶を、手に入りやすい材料で再現したものです。**ヒマラヤ紅茶には、冷え症をはじめ、夏かぜ、便秘、下痢、肩こり、不眠、むくみ、更年期障害などによるイライラまでも改善する効果が期待できます。**

ショウガに含まれるジンゲロンという発汗作用のある成分は体や血液をしんからあたため、新陳代謝を促進。この働きは冷えに絶大な効果をあらわします。

シナモンの香りには、自律神経をしずめてリラックスさせる効果があります。ですから、生理や更年期障害、疲れなどで、気持ちがイライラしているときに、このシナモンの香りをかぐことで、気持ちが落ち着き、生理痛や疲れの軽減に役立つと考えられます。

ヒマラヤ紅茶で注目すべきはカリウム。カリウムは血圧を下げる働きに加え、強い利尿効果も持っているため、むくみなどに有効だといえるでしょう。

●ショウガ＋シナモン＋紅茶で抗酸化力が大幅アップ！

さて、これら3つの食材には、共通の働きがあります。それは抗酸化作用。活性酸素によって体内の細胞が酸化する（サビつく）のを阻止する働きです。

活性酸素が体内でふえると、血中のコレステロールが酸化して動脈硬化を引き起こしたり、細胞が傷つけられて、がんや老化を招いてしまいます。これらの元凶ともいえる細胞のサビをショウガ、シナモン、紅茶が合わさることによって、より強い力で撃退し、動脈硬化をはじめとする生活習慣病や老化も予防できるのです。

飲むなら夜がおすすめです。昼間にふえた体内の活性酸素の害を減らして体があたたまり、よく眠れるからです。

（天使大学大学院講師・栄養学博士　落合　敏）

ヒマラヤ紅茶の作り方

1 ティーポットに好みの紅茶をいれ、熱湯を注ぎ、2〜3分おく。

2 ティーカップにすりおろしたショウガ（小さじ1/3〜1/2）を先に入れ、そこに❶を注ぐ。シナモンパウダーを加えてでき上がり。

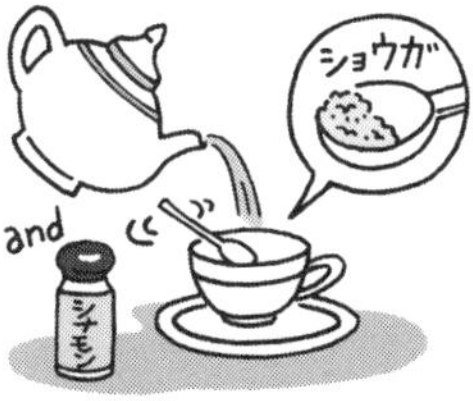

目安 毎晩、食後に1杯飲む。

冷え症やほてりに

ぬるめのお湯にゆっくりつかる、半身浴、手浴、足浴で低体温を改善する

●入浴のしかたで低体温を改善できる

冷えを改善する最も簡単な方法は入浴。湯ぶねにつかることです。40度くらいのぬるめのお湯に10分間つかるだけで体温は2度上昇するといわれています。上手な入浴により、交感神経から副交感神経へ自律神経のバランスをうまく切りかえる効果も期待できます。

夜の入浴では、ぬるめのお湯につかるようにしましょう。10〜20分程度つかることで、昼間に優位だった交感神経が夜に働くべき副交感神経優位に切りかわるからです。気をつけたいのは夜に温度の高いお湯につからないこと。興奮して交感神経を優位にしてしまうからです。逆に朝は、少し熱めのお湯が交感神経を優位にしてくれます。

腰の高さまでお湯を張ってつかる半身浴も心臓に負担がかからず、副交感神経を優位にできるのでおすすめです。手や足だけを洗面器のお湯につけてあたためる手浴や足浴も心臓への血液の戻りをよくして、全身の血行をよくします。あら塩やショウガなどを入れた薬湯も血行をよくする効果大。試す価値はあります。

（水嶋クリニック院長　水嶋丈雄）

半身浴のやり方

40度くらいのぬるめのお湯を腰の高さまで張ってつかる。10～20分ほどの時間をかけるといい。

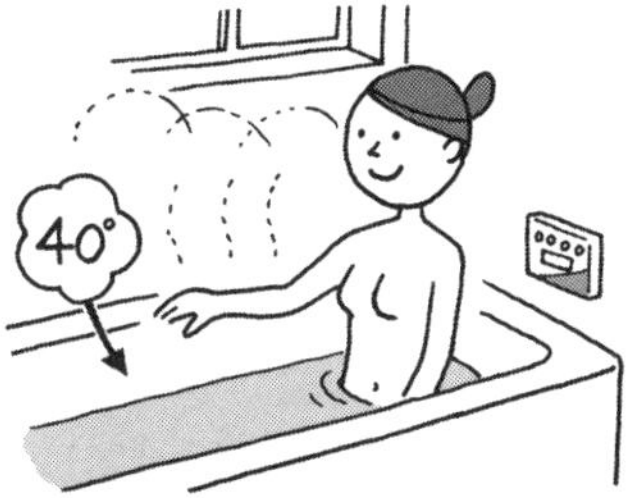

手浴・足浴のやり方

洗面器にお湯を入れて、手くびから先の部分をつける手浴、足くびから先をつける足浴もいい。手や足などの末端をあたためることで心臓への血液の戻りがよくなり、全身の血流がよくなる。

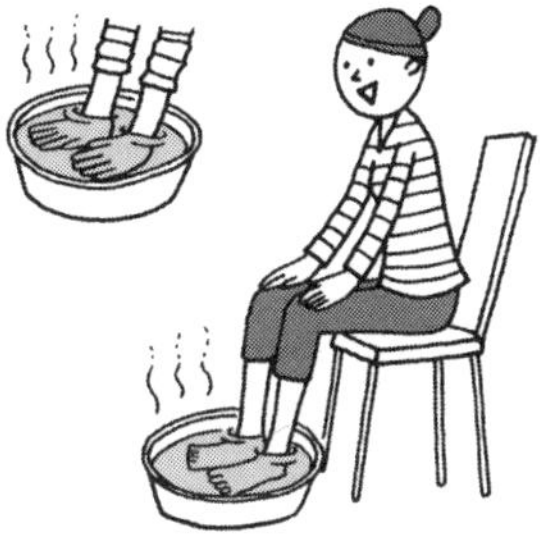

薬湯の作り方

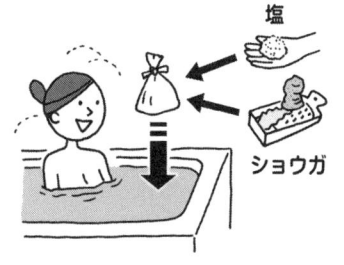

あら塩をひとつかみと、ショウガ1個分をすりおろしたものを袋に入れた薬湯もおすすめ。市販の入浴剤なら、炭酸を利用したものが血行促進効果が高い。

便秘や下痢に

頑固な便秘にも効果をあらわす**犬のポーズ**が自律神経の働きをととのえる

つらい便秘を解消するのにおすすめのヨガの簡単なポーズが、犬のポーズです。犬が上を向き、ほえる姿によく似ていることから名づけられたポーズです。犬のポーズには、大きな3つの効果があります。

●血流をよくして自律神経にもプラス

①自律神経などの神経系統の働きをととのえる　昼間の体の活動をつかさどる交感神経と休息中の体の働きをつかさどる副交感神経。この2つがバランスよく働いてくれれば、私たちは健康でいられますが、2つの働きのバランスが乱れると、不快症状や病気の原因ともなりかねません。もちろん、自律神経は腸の働きも支配しています。

犬のポーズは全身の血流をよくして、自律神経系統の働きをととのえてくれる効果があります。自律神経系統の働きがよくなれば、腸の働きが正常化され、**便秘が解消するばかりではありません。ストレス性の下痢、過敏性腸症候群、過剰な食欲を正常にする効果もあるのです。**

犬のポーズのやり方

1 うつぶせで息を吸う

うつぶせの姿勢をとり、足をできるだけ大きく開く。胸の横に手のひらをおき、わきを締める。この姿勢で鼻から息を大きく吸う。

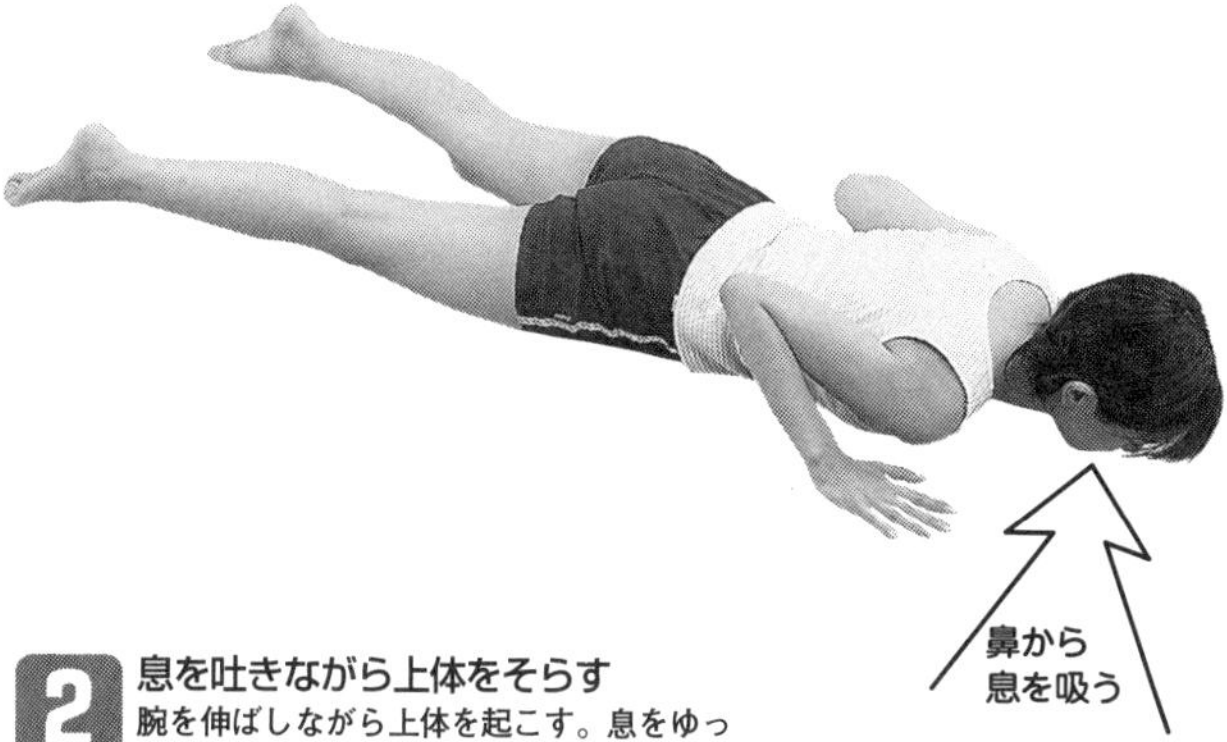

2 息を吐きながら上体をそらす

腕を伸ばしながら上体を起こす。息をゆっくりと吐きながら、あごを上げてくびを伸ばし、上体をそらした状態をキープする。「吸う→吐く」で1セット。

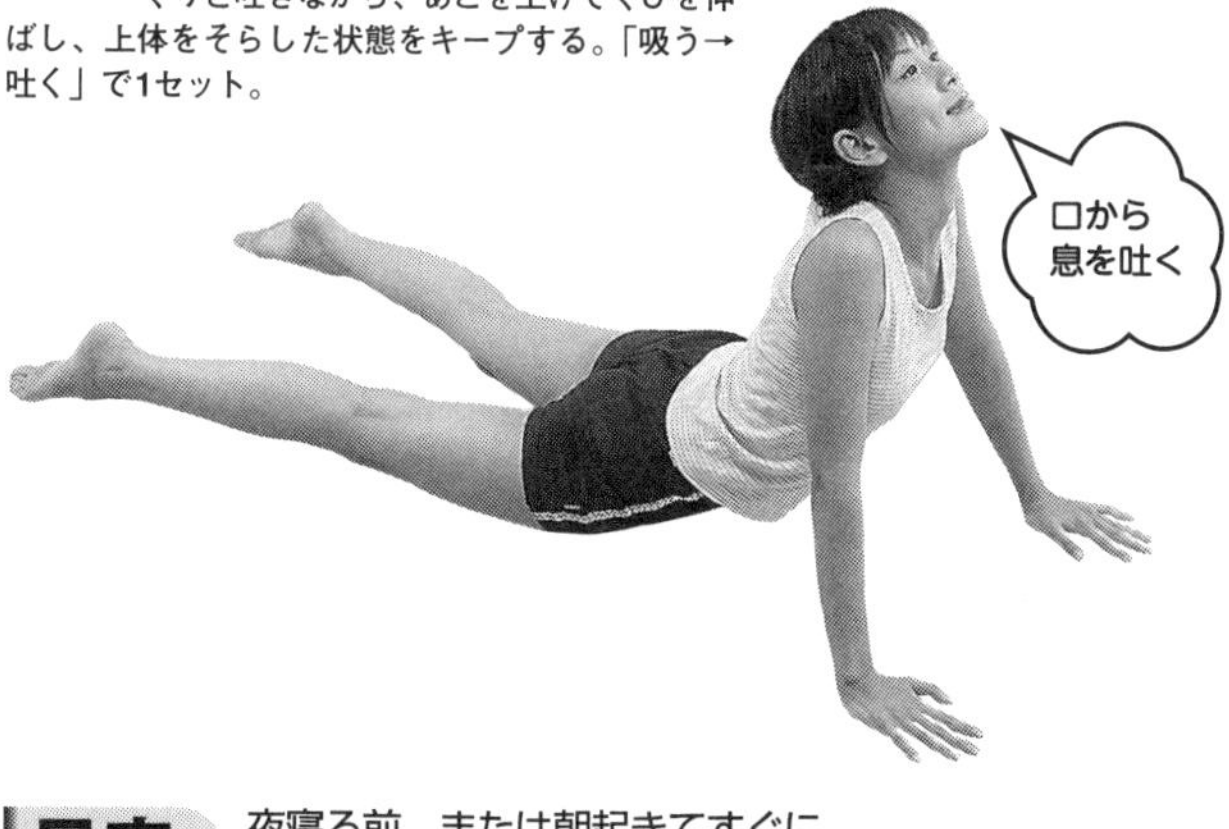

目安 夜寝る前、または朝起きてすぐに。
自分のペースに合うゆっくりとした呼吸で5〜10セット。

②腸に刺激を与え、運動を活発にする　運動不足になると腸に刺激が加わらないため、どうしても腸の蠕動《ぜんどう》運動が鈍くなりがち。犬のポーズはおなかの部分をグッと伸ばして腰を前方に突き出すので、腸に刺激が加わり、蠕動運動を活発にすることができます。

また、背中の骨盤の上の部分には「大腸兪《だいちょうゆ》」という便秘に効くツボがあるのですが、犬のポーズはこのツボをみずからの力で自然と指圧することができるので、実に効率よく便秘解消を促すことができます。

③骨盤のゆがみを調整する　腸を包む大きな骨といえば、骨盤です。しかし、無理な姿勢などさまざまな理由で骨盤はゆがみがちです。外枠の骨盤がゆがめば、当然、中にある腸にもゆがみが生じます。一方、腸のある部分がねじれたり、一部分が詰まりやすくなれば、便秘の原因となります。犬のポーズは骨盤のゆがみをとり、腸の位置を正常にすることに役立ちます。

犬のポーズは、呼吸をうまく組み合わせるのがコツ。吐く息のタイミングをうまく合わせれば内臓をよくマッサージでき、外と内の両方から刺激を与えることができるからです。

（深堀ヨガスクール主宰・ヨガ研究家　深堀真由美）

ポーズで治す!

便秘

3日以上お通じがない。お通じがあっても残尿感がある。そんな症状のある人は、薬を買う前にこのポーズを試してみよう。

1 あおむけに寝て、両膝を約90度に曲げ、両腕は腕の前で組む。

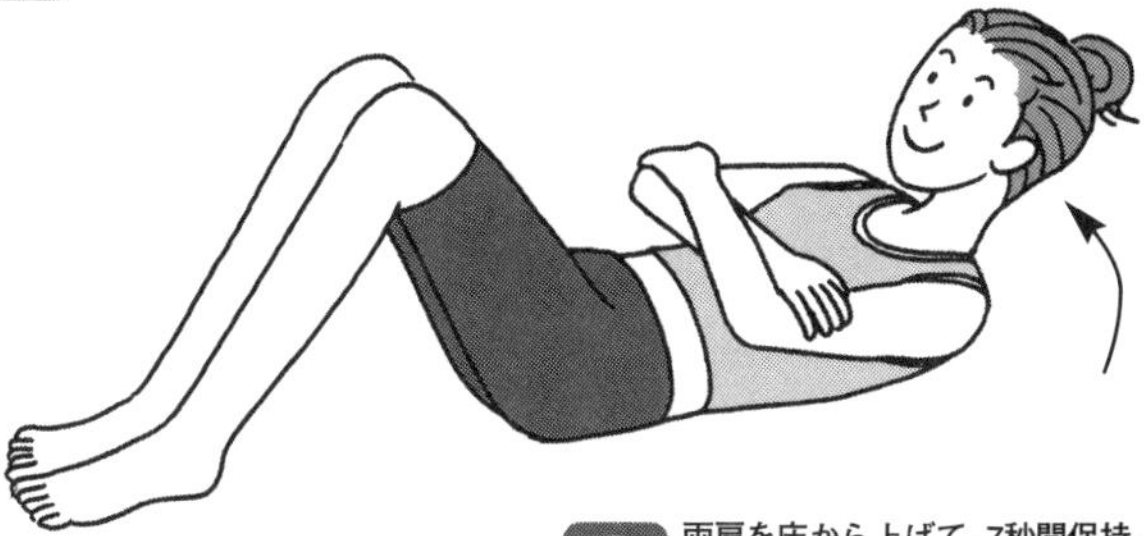

2 両肩を床から上げて、7秒間保持。これを3回（1セット）繰り返す。

1日1セット実行して便秘を予防・改善。

＜指導＝中京大学体育学部大学院体育学研究科教授・医学博士　湯浅景元＞

便秘や下痢に

かたい背骨をこすれば自律神経がととのい、頑固な便秘も即効解消！

●背骨がやわらかくなれば便意が――

女性に話を聞くと、便秘に悩んでいる人があまりにも多いので、男の私は正直びっくりしてしまいます。

便秘の理由で目立つのは排便を支配している自律神経の働きの乱れです。自律神経が乱れてくると、てきめんに大腸の蠕動《ぜんどう》運動が低下して、がんばってもせいぜいコロコロとした便しか出てきません。便意が全くなくなってしまう人さえいます。

こうした自律神経の働きの乱れによって起こる**便秘の人の体の特徴は、背骨がカチカチにかたくなっていること。**背骨は椎骨《ついこつ》という骨が積み木のように積み重なってできていますが、その椎骨と椎骨との狭いすき間から自律神経が外に伸びています。背骨がカチカチにかたくなっている人は、この自律神経の働きにまで悪影響が出てくるのです。便秘はそのひとつの症状とみていいでしょう。

その証拠に、背骨こすりをして背骨をやわらかくしてあげると、たちどころに腸が動いてきたり、便意を催したりすることがよくあります。

（健康体力研究所顧問　野沢秀雄）

背骨こすりのやり方

1 背中にこぶしを当ててこする
イスか床にすわって左手を軽く握って、背中に回す。

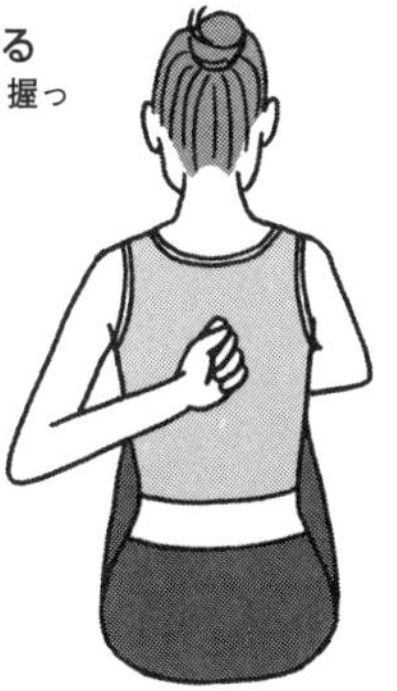

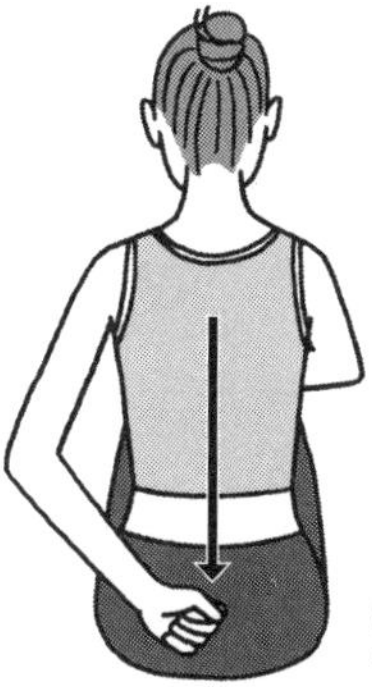

2 下まで持っていく
握った左手で背中のなるべく上から尾てい骨の先まで10秒くらいかけてゆっくりこする。これを3回繰り返す。右手も同様にやる。

3 息を吸って吐く
鼻から息を大きく吸い込み、口から強く吐き出す。吐いたあと、腹筋に力を込めて10秒数える。この呼吸法を3回。以上で1セット。

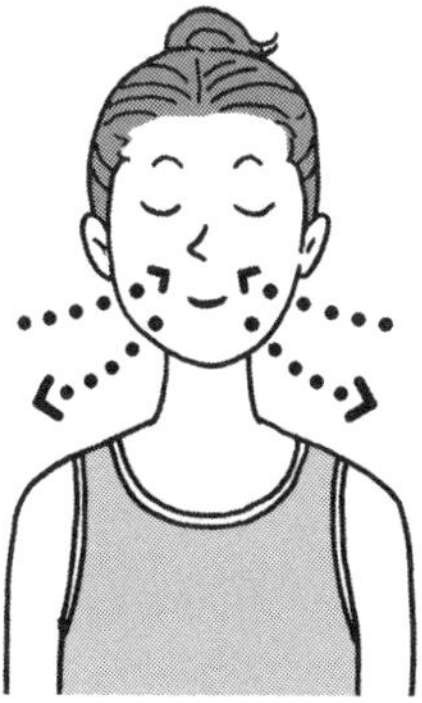

ONE POINT
胸を張って背中をピンと伸ばしてやる。
握った手の甲の中央にできる関節の山が背中に当たるように。

目安 1日2セット。

便秘や
下痢に

おなかの円マッサージで腸の正常な運動能力がみるみるよみがえる

●直接腸に働きかける快便マッサージ法

便秘の原因のひとつに、腸の不活性があげられます。日々の運動不足などで腹筋の力が低下し、便を自分で押し出す力が弱くなっている場合や、直腸の反応が弱くなったりする場合がこれにあたります。そんな便秘を解消するには、腸に働きかけるおなかのマッサージ、円マッサージが効果的です。

●食後2時間でやるのがベスト

円マッサージは、基本的には食後2時間くらいにやるのがベスト。満腹時には、消化吸収が活発に行われるために胃や腸に血液が集まり、このマッサージを行うことで、体内の腸内バランスがくずれてしまうことがあるからです。また、空腹時に行うと、まれに吐きけなどを催すことがあります。**マッサージの前には、ヨーグルトや食物繊維の豊富な食品をとる**など、体の内側から便秘に効果のある食事でおなかを刺激し、体の外側からマッサージで便秘に立ち向かえば、さらに高い効果が得られます。

なお、おなかはたいへんデリケートなので、このようなマッサージで強く押すと思わぬ障害を引き起こすこともあります。ですから腸に炎症がある人、腸に狭窄《きょうさく》や癒着《ゆちゃく》がある人、妊婦の人はこのマッサージを避けてください。（東京大学名誉教授・農学博士　光岡知足）

円マッサージのやり方

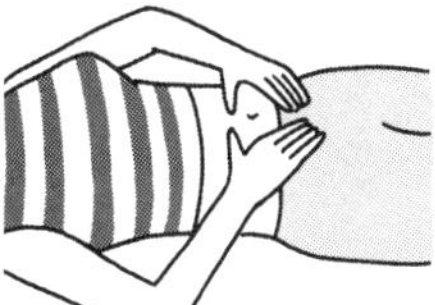

1 横になり、おへそを中心におなかを両手で両側からかかえるようにする。

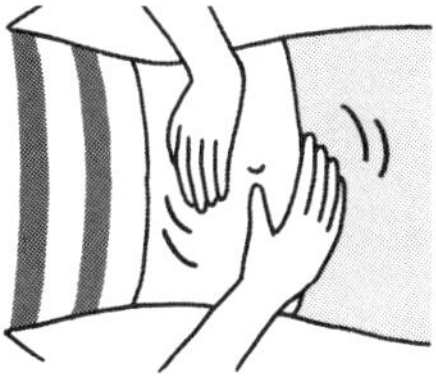

2 おへそを中心に、手に力を入れて右手を下から上へ、左手を上から下へ押しながらもみ動かす。

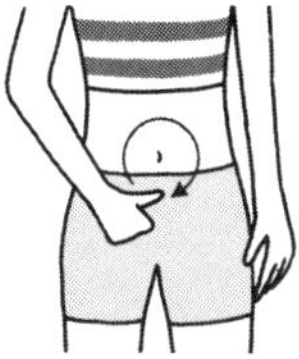

3 足を軽く開いて立ち、おへその左右とその下を、指で直径10㎝くらいの円を描くつもりでくるくるとマッサージをする。

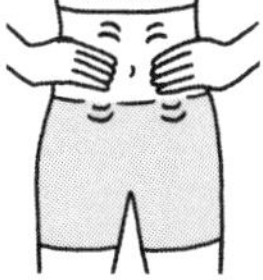

4 同じ姿勢で、下腹を左右に軽くもみほぐす。

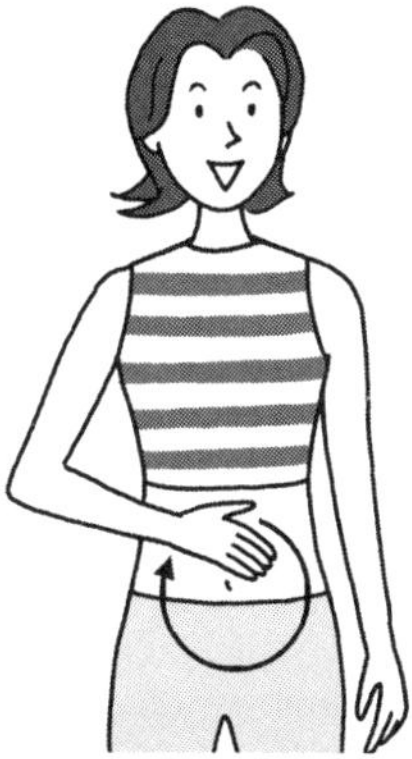

5 手のひらで下腹部を全体にゆっくりと大きく、直径20㎝くらいの円を描くつもりでマッサージする。これを1～2分つづける。

ONE POINT
毎日つづける。

便秘や下痢に

黒ゴマおからを毎日とって、便秘を治し、ホルモンバランスをととのえる

●女性の悩みを改善する効果

女性の悩みで代表的なものといえば、便秘、肥満、婦人病、骨粗鬆症《こつそしょうしょう》……　毎日、少量をとるだけで、これらの悩みを解決できる食品があります。それが、黒ゴマとおからを合わせた黒ゴマおからです。

ゴマは、脂質、タンパク質を主に、食物繊維やビタミン、ミネラルなどをバランスよく含んでいます。とくに、脂質はその50％が良質なリノール酸で、余分なコレステロールを減らし、高血圧、動脈硬化の予防・改善に役立ちます。ゴマのタンパク質には、人間の成長に欠かせない必須アミノ酸（体内ではつくり出せず、食品からしか摂取できない）が豊富です。なお、黒ゴマ、白ゴマ、黄（金）ゴマの3種類のゴマの中では、黒ゴマが栄養バランスがすぐれています。

一方のおからは、豆腐を作る際、豆乳をしぼった残りかすです。そのため、大豆の栄養素、有効成分がたっぷりと含まれています。また、ゴマと同様に良質のタンパク質である

ばかりか、食物繊維の宝庫でもあります。

●おからの食物繊維が便秘を解消

このように、それぞれすばらしい栄養素を持つ黒ゴマおからの豊富な食物繊維は、便秘解消にたいへん役立ちます。とくにおからの食物繊維は、ゴボウなどと違い、弾力があってやわらかいので消化器にやさしいものです。

なお、おからの食物繊維は、穴が多く、空気を多く含む性質を持っています。腸内にも酸素や空気があるほうが望ましく、おからは腸内の好気性（空気を好む）の善玉菌を増殖させるのに役立ちます。

黒ゴマおからの作り方

材料

おから200ｇ（ごはん茶わん2杯分）、いり黒ゴマ大さじ4、調味料（しょうゆ、みりん各大さじ1.5、酢小さじ1）

1. 熱したフライパンにおからを入れ、木べらなどでほぐしながら水分をとばす（中火で3〜4分）。
2. パラパラになったおからに調味料を加え、弱火にして全体になじませていく。
3. 黒ゴマを加えてまぜ合わせ、火からおろしてでき上がり。

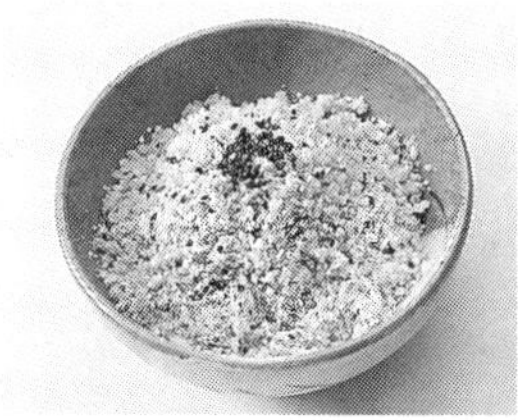

目安 1日に大さじ3食べる。

ONE POINT
そのままでも、ふりかけにしても、コロッケのたねにまぜてもOK。保存は冷蔵庫で4〜5日ほど。

おからは、非常に傷みやすい食材ですが、これはいいかえれば、腸内細菌のエサとなり、善玉菌の繁殖に役立つということです。その結果、腸内での善玉菌のバランスが優位になり、便秘を解消したり便の量をふやすのに役立つのです。

●女性ホルモンのように働くイソフラボンが豊富

黒ゴマおからには、ホルモンバランスをととのえるイソフラボンという成分が豊富です。このイソフラボンは、女性ホルモンのひとつであるエストロゲンに非常によく似た物質です。女性が年をとり、エストロゲンが減少すると、更年期障害や骨粗鬆症など、さまざまな問題が起こってきます。そのため、積極的にホルモンバランスをととのえる黒ゴマおからのような食品をとることが大事なのです。また、若い女性の生理不順や生理痛も、ホルモンバランスの乱れが原因であり、こうした女性は更年期障害も重く出ることが多いようです。ですから、若いうちから、黒ゴマおからをとるようにしたいものです。

黒ゴマおからは、少量でも毎日とりつづけることで効果を発揮します。右の症状でお悩みの人は、黒ゴマおからを食事にとり入れてみてはいかがでしょうか。

（中川医院院長・医学博士　中川栄一）

ポーズで治す!

便秘

水泳のバタフライの動作をまねたエクササイズで腸の蠕動《ぜんどう》運動を促せば、便秘の予防、改善が十分に期待できる。

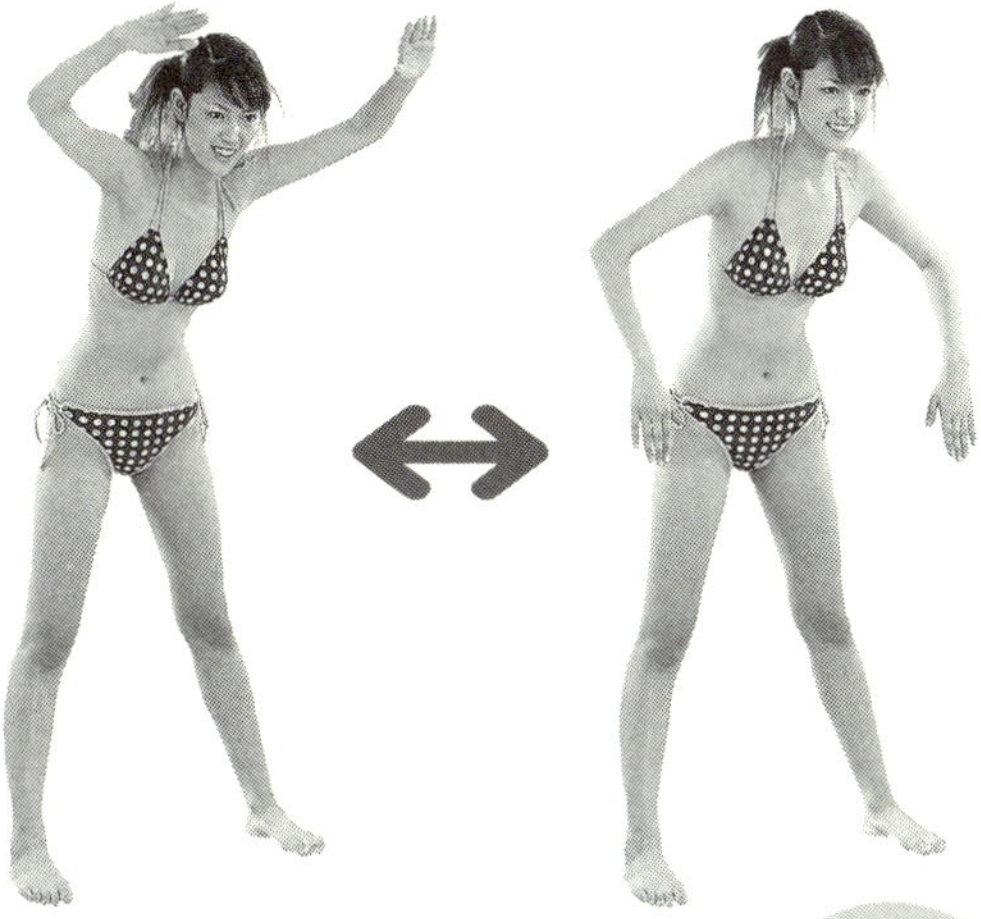

1 肩幅よりやや広めに両足を開き、前傾姿勢になる。

2 バタフライで泳ぐつもりで両手を上げる。

1日1回、1分行い、便秘を予防・改善。

3 実際にバタフライで泳ぐように、力強く、水をかくようにして両手を下げる。その際、おなかを引っ込める。そして、両手を2まで戻す。

4 2〜3の動作を1分繰り返す。笑顔でやれば、より効果的。

<指導=原接骨院院長　原　了>

めまいや息切れに

平衡機能を鍛える**しこ踏み**でめまい、耳鳴りを治す

●耳鳴り、とくにめまいの原因は小脳にもあった

めまいや耳鳴りを訴える人がふえています。めまいや耳鳴りが起きる原因は、耳だけでなく脳の前庭小脳という部分にもあります。たとえば、お酒を飲むとフラフラしますね。あれは前庭小脳がアルコールにおかされたから。また、髪を染めている人の中には、毛染め液に使われるアニリン色素の誘導体が頭皮にしみ込み、前庭小脳に影響を及ぼすため、めまいや耳鳴りを感じる人がいます。

では、なぜ前庭小脳とめまいが結びつくのか。目や足、自律神経から送られる情報は前庭小脳に集められますが、このとき情報が多すぎると、平衡感覚のシステムに障害が生じ、混乱を起こします。たとえば、回転するものを見たり、ストレスや寝不足があると気分が悪くなるでしょう。これらは目や足、自律神経からの情報がコントロール不能になり引き起こされたものです。このように平衡感覚が狂うと、体のバランス感覚を失い、頭痛、冷や汗、吐きけなども起こります。

しこ踏みのやり方

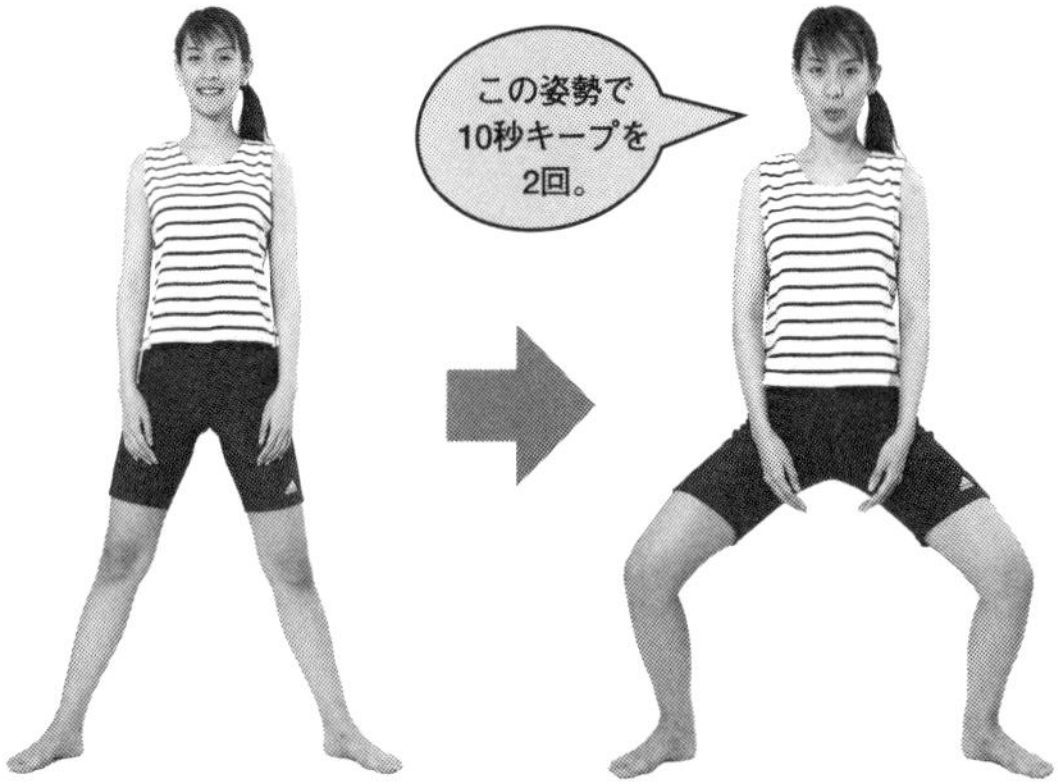

1 足をしっかり開く
背筋を伸ばし両足を肩幅より少し広く開いて立つ。肩の力は抜き、背中はぴんとさせることを意識する。手は自然におろしておいてOK。

2 膝だけを曲げて腰を落とす
息を吐きつつ、膝をゆっくり曲げて腰を落とす。腰がある程度まで落ちたら10秒静止してから1の姿勢に戻る。このとき上半身が、前後左右に傾かないようにする。

ONE POINT
膝は無理に深く曲げる必要はない。イスを使い、イスにお尻が軽くタッチしたら元に戻す程度を目安にする。上半身がふらふらしないよう注意して。

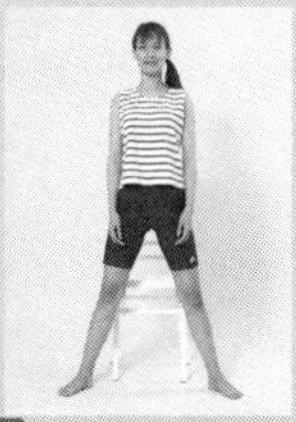
1 イスを体の後ろにおき、両足を肩幅よりも広めに開いて立つ。

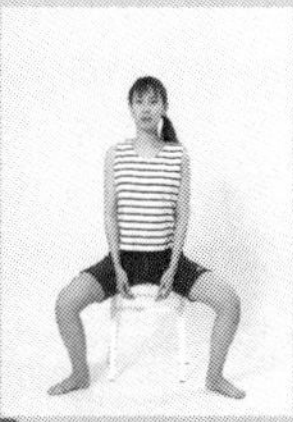
2 イスにお尻が軽くタッチするまで膝を曲げる。

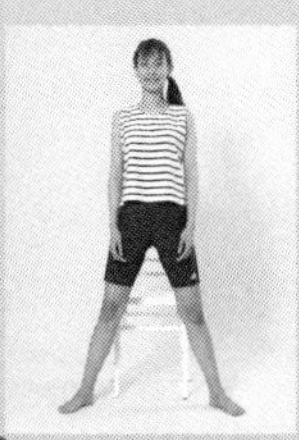
3 イスにお尻がふれたら、上半身をそのまま維持して膝を元に戻す。

<指導＝スポーツ整体廣戸道場主宰　廣戸聡一>

平衡感覚は、内耳《ないじ》の中の三半規管がつかさどっています。三半規管の中はリンパ液で満たされており、頭部が不安定に揺れるとリンパ液が動くため、車酔いに似た感覚を味わうことになります。バレリーナが回転で目を回さないのは、訓練によって、三半規管の1つ、外側半規管を地面に水平に保ってリンパ液が動かないようにすることができるからです。

●しこ踏みで平衡機能が鍛えられる

では、平衡感覚を鍛えるにはどうしたらいいか。そこで、おすすめなのがしこ踏みなのです。力士がやるつま先立ちで膝を開き、腰を落とすそんきょの姿勢は、実は相当バランス感覚が必要な姿勢。さらに足を大きく開いて上半身を垂直にしたまま腰を落とし、重心を上下させる**しこ踏みなら、平衡機能を鍛えるだけでなく、下半身を安定させ、体の柔軟性を鍛えるのにも役立ちます。**朝10回、夜20回を目安に毎日しこ踏みをつづけてみましょう。

（埼玉県立小児医療センター耳鼻咽喉科科長　坂田英明）

ポーズで治す!

動悸・息切れ

砲丸投げの動作は循環器に関する血流を活性化し、動悸・息切れを改善する。

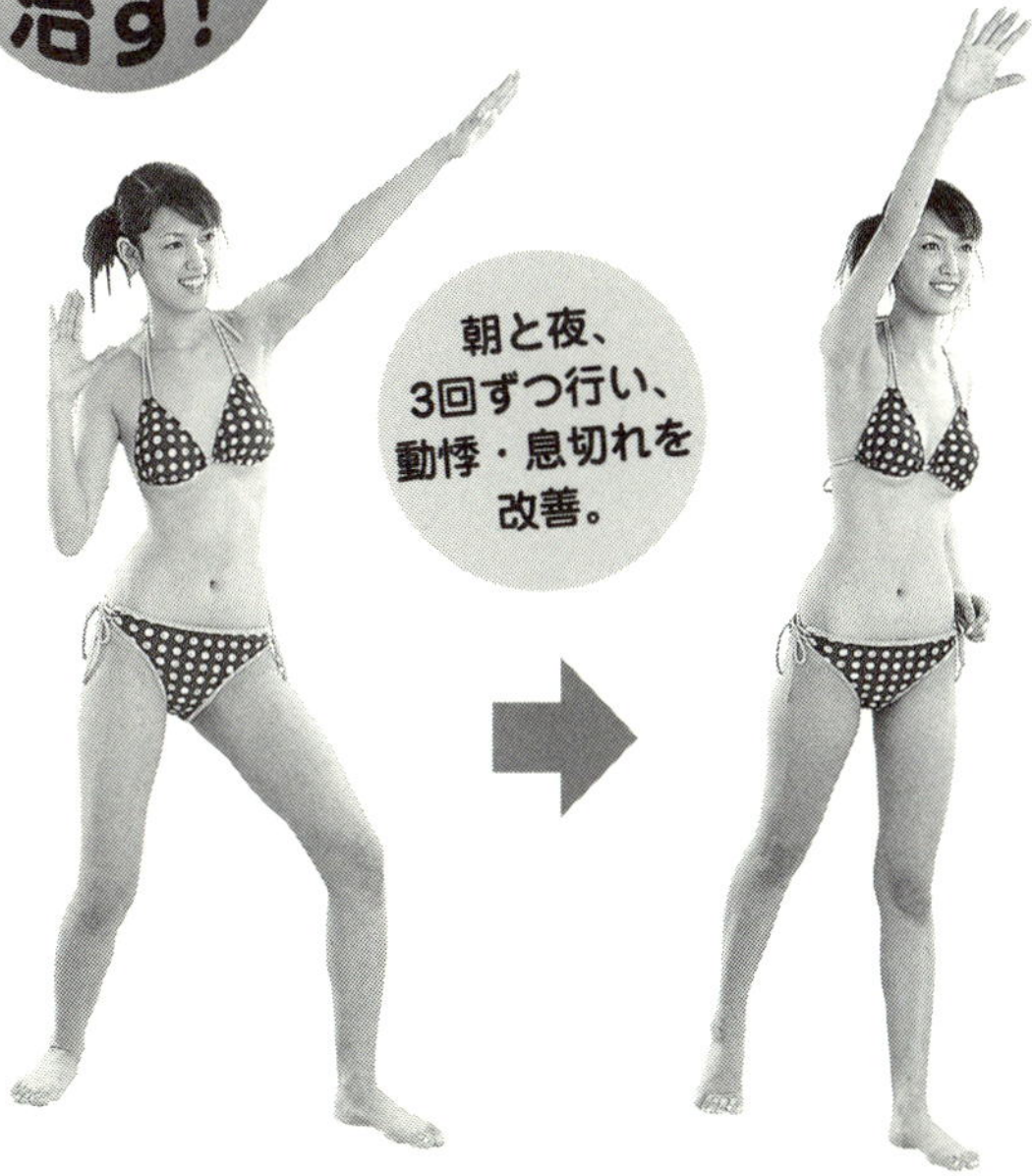

1. 左足を前に出し、腰をやや落とす。
2. 右手で砲丸を持つ構えをし、耳の後ろあたりに持ってくる。左手は前方、約45度の角度で伸ばし、指先も伸ばす。
3. 大きく息を吸ったあと、吐くと同時に砲丸を押し投げるような感じで、右手を45度の角度で前方に伸ばす。その際、左手は腰のあたりに持ってくる。
4. 投げ終わったら砲丸が空中をゆっくり飛んでいくイメージを描く。同じ要領で左手で投げる。

＜指導＝原接骨院院長　原　了＞

ポーズで治す!

イライラ

集中力を必要とするバスケットボールのフリースロー。そのフリースローの動作で精神を統一することが、イライラの解消につながる。

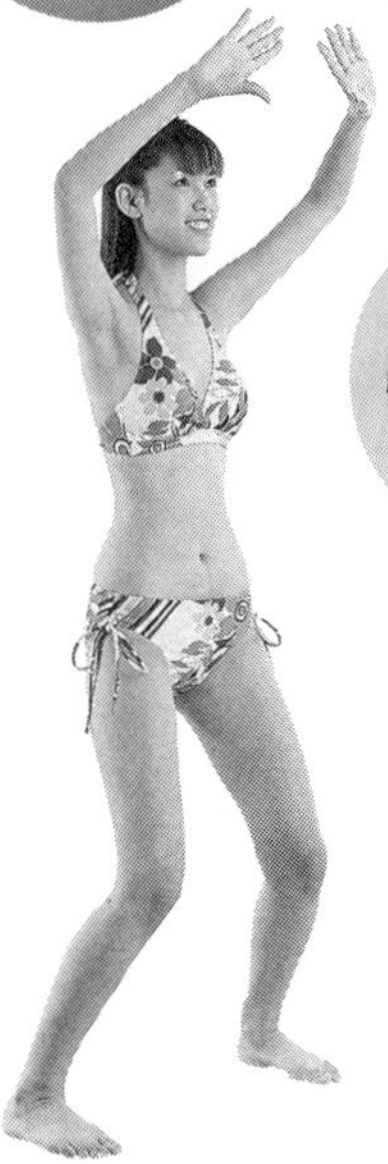

イライラを感じたときに10回行う。

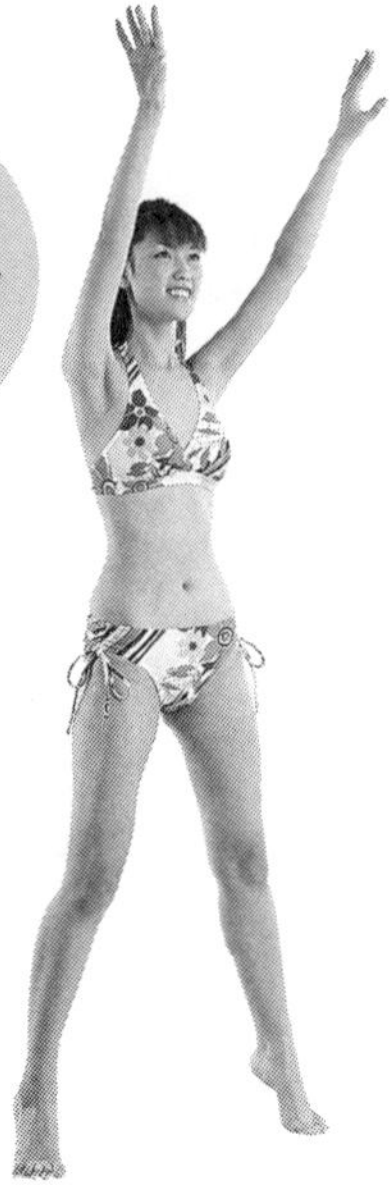

1 両足を肩幅ほどに広げ、目を閉じ、1分ほど静かに腹式呼吸する。

2 息を吸いながら腰を落としてフリースローのポーズをとる。

3 ねらいを定めて息を吐きながら、ゆっくりシュート。ボールがゴールするイメージを描く。

＜指導＝原接骨院院長　原　了＞

女性の更年期に

更年期障害など「頭の肩こり」を改善。ギャバを生み出す**にがり米**のパワー！

●更年期障害の改善、ダイエットに抜群の効果

にがり米は、玄米をにがり液（海水から食塩を結晶させた残りの苦みを持つ液）にひたしてから、炊飯したものです。にがり米は高血圧やストレス、更年期障害、うつ病、軽症の認知症などの予防・改善にとくに役立つ食べ物です。また、食べつづけるうちに自然とやせて肥満が解消する人も多く、新しいダイエット食としても注目されています。「おいしいお米は体にもいい！」というわけです。

●脳神経の代謝機能をアップするギャバが大量にとれる！

にがり米には、なぜそんなパワーがあるのでしょうか。

「お米の種」、玄米をにがり液にひたすと、玄米の中で発芽のための酵素が働きだします。すると、玄米にアミノ酸や糖がふえ、お米がやわらかくなり、味も甘くなります。

同時に、種の中で休眠していたグルタミン酸がギャバという成分に変えられ、ギャバが

にがり米の炊き方

材料
玄米2合、水（にがり液用300mℓ、炊飯用適宜)、市販のにがり小さじ4（20mℓ)

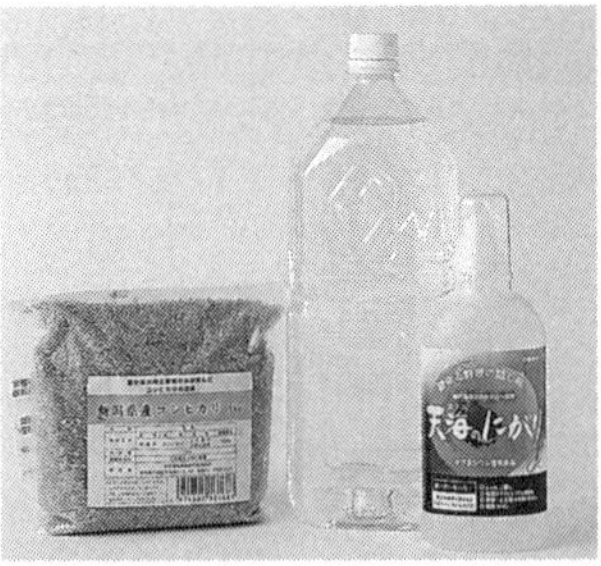

1 にがりを薄める
水ににがりを入れて、よくかきまぜる。

2 にがり液に玄米をひたす
にがり液に玄米を入れて5時間ひたしておく。雑菌の繁殖を防ぐため、20度以下の場所におくこと。

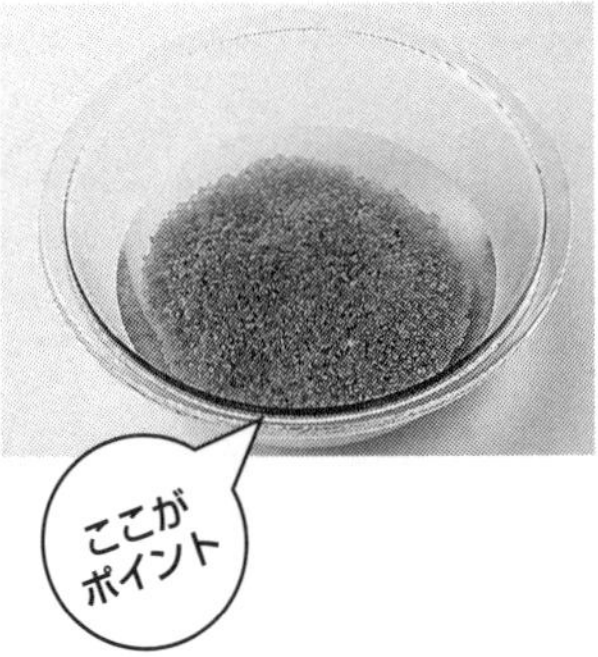

3 玄米を洗う
にがり液につけておいた玄米をざるに上げて水で軽くすすぐ(とがなくてもよい)。

4 炊飯器で炊く
通常どおりに炊飯する。にがりの成分は玄米にしみ込んでいるので、炊飯する際は新しい水にかえたほうが味がおいしくなる。

5 でき上がり！
通常の玄米ごはんよりもふっくらつやつやのにがり米が炊ける。

玄米の味や食感に抵抗がある人は、にがり米と白米を1対1の割合でまぜて炊くか、粉末やおかゆにして食べてもよい。

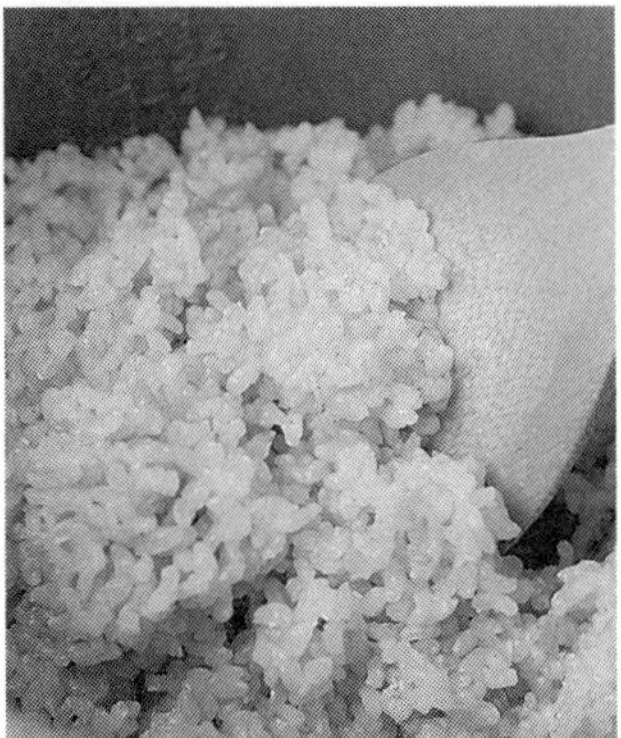

ONE POINT
1日3食の主食として食べよう。

更年期障害やうつ病にも効果

	確実に改善した	かなり改善した〜改善した	変化なし	悪化した
更年期障害	0人	6人	3人	0人
自律神経失調症	0	2	1	0
初老期うつ病・初老期認知症	1	3	1	0
うつ病・そううつ病	1	2	0	0

精神科の専門外来を受診した20名の女性（平均年齢49.4才）が、ギャバ胚芽を8週間摂取した実験の結果。ストレスやイライラの症状には、さらに短期間で効果があらわれた。

玄米の中で急速かつ大量にふえます。お米の品種にもよりますが、玄米を水にひたしておくと、たった2〜5時間でギャバは3〜6倍の10〜20㎎に、玄米の胚芽では10〜20倍の300〜600㎎も増加します（ともに100g中）。

このギャバは、人間の体の中で脳神経系のコントロールのために働く成分です。脳神経系を活発に働かせるグルタミン酸と相対して脳や神経の疲れをとったり、血圧を正常に落ち着かせるために作用しています。わかりやすく説明すると、グルタミン酸が脳や神経のアクセル、ギャバはブレーキの役割を担っているのです。アクセルが常に全開だと脳が疲労して、ストレスやうつ病などの問題が起こりやすくなります。しかし、ギャバはそれを抑制することができます。実際、臨床実験から、別表のように**ストレスやうつ病、自律神経失調、更年期障害など、「頭の肩こり」的な症状の改善にギャバが役立つ**ということが明らかになりました。

（近畿中国四国農業センター主任研究官　堀野俊郎）

女性の更年期に

1日2～6杯の**サフラン茶**は、更年期症状や生理痛、冷えなどに有効

●しなやかな赤血球をつくり、女性の「血の道」に有効

サフランは洋の東西を問わず、古くから婦人病に効くとされ、更年期障害、月経困難、無月経、過多月経などのほか、冷え、不眠、イライラなどに非常に高い効果が認められています。これらの症状に共通しているのは、血液循環が悪いということです。

血液は細胞に酸素や栄養を運び、炭酸ガスや老廃物を受けとる、物質交換の役割を担っています。物質交換を直接行う毛細血管は、赤血球が一列に並んでようやく通れるような細い血管です。赤血球はあたかも人間が体を縮めて狭いすき間を通り抜けるように、みずから形を変えることで流れをスムーズにしており、この変形が細胞内外の活発な体液循環やリンパ循環を支えています。

しかし、変形能力が弱まると、毛細血管を通ることができなくなります。これがいわゆる「血のめぐりが悪い」状態で

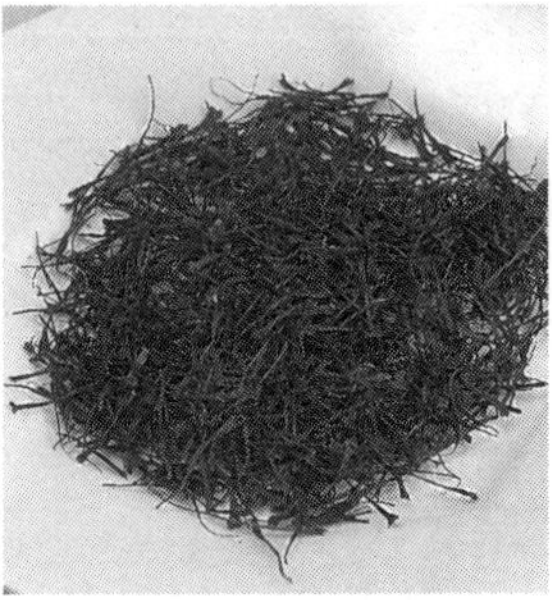

不眠対策に サフランミルクの作り方

材料

紅茶葉、サフラン、ショウガの薄切り（1〜2枚）、牛乳

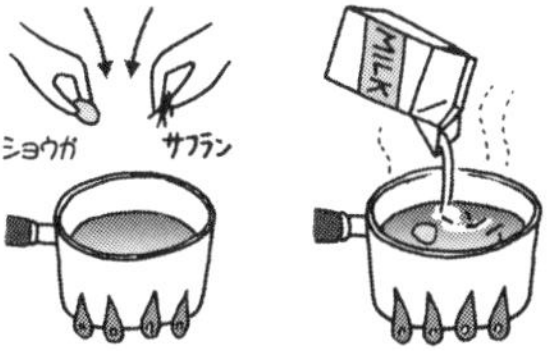

1 紅茶を作り、鍋に入れる。そこにひとつまみのサフランを入れ、さらにショウガの薄切りを入れて煮立たせる。

2 煮立った鍋に、紅茶と同量の牛乳を入れ、沸騰する直前に火を止める。

3 でき上がり。
ショウガとサフランの効果で体はぽかぽかになり、ぐっすり眠れる。牛乳のカルシウムも不眠対策に有効。

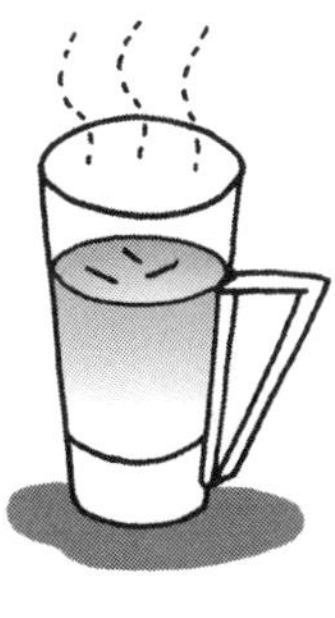

冷え対策に サフランホットワインの作り方

材料

紅茶葉、サフラン、赤ワイン、シナモンスティック

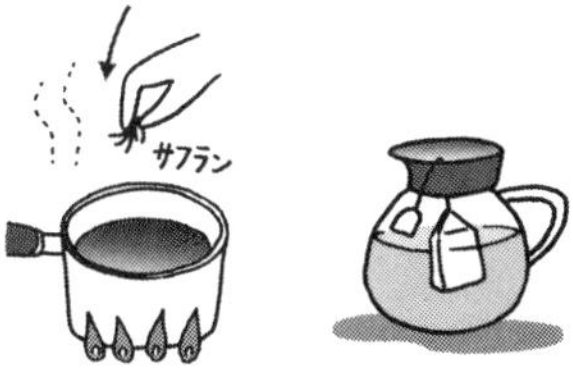

1 赤ワインを鍋であたためたら、サフランをひとつまみ加えていっしょに煮立てる。

2 別に紅茶を作る。

3 カップに鍋のワインを注ぎ、そこにワインと同量の紅茶を注げばでき上がり。シナモンスティックでかきまぜれば、冷えとり効果がより高まる。

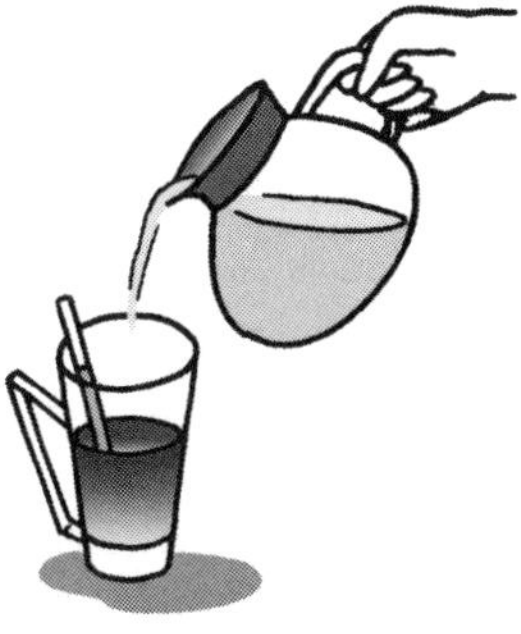

<指導＝薬膳研究家　正岡慧子>

す。

血のめぐりの悪さは、局所にとどまらず、多くの全身症状を引き起こします。手足が冷えるのはもちろん、のぼせ、めまい、頭痛なども起こります。物忘れがひどくなり精神的に不安定になる、歯ぐきや唇の色が悪くなる、皮膚が乾燥してカサカサになる、月経異常、産後や更年期のいろいろな異常などがみられることもあります。

●自然治癒力の底上げにも効果が

このような女性特有の「血の道」に特効といわれるサフランは、血管拡張作用や血液凝固の抑制作用で血液の性状をよくし、赤血球の変形能力を高める作用があります。これは老廃物の排泄を促し、新陳代謝を高めます。これらの相乗効果が免疫力を高め、体全体のバランスを回復し、人間が本来持つ自然治癒力を底上げする効果も発揮するのです。

薬効を求めて飲むのであれば、サフランを1日100〜300㎎はとりたいところです。1回のお茶に使用するサフランは5〜6本。これをサフランごと飲めば、1杯で約50㎎摂取できます。更年期障害や冷え症の人は、1日2杯以上を目安に飲んでみてください。多くの場合、1週間目あたりから効果に気づき始め、2週間ほどで症状は目に見えて改善されるでしょう。

（福岡大学薬学部臨床疾患薬理学教室教授・薬学博士　藤原道弘）

女性の更年期に

長寿県、沖縄で生まれたカルシウム茶 銀合歓茶が更年期障害・骨粗鬆症を撃退！

●ウーロン茶の50倍ものカルシウムを含む

銀合歓《ぎんねむ》とは、沖縄県などの亜熱帯地域に自生するマメ科の植物です。これを発酵させて作られたお茶が、銀合歓茶です。この銀合歓茶は、中高年女性に多い更年期障害や骨粗鬆《こつそしょう》症《しょう》、生活習慣病、痛風《つうふう》、アレルギー、湿疹《しっしん》、便秘などの改善に役立つお茶として、沖縄で多くの人々に愛飲されてきました。

銀合歓茶にはカルシウム、カリウム、マグネシウム、リン、鉄、亜鉛などの体に欠かせない必須ミネラル類が豊富に含まれています。なかでも注目したいのが、カルシウムの含有量の高さです。銀合歓茶にはウーロン茶の50倍ものカルシウムが含まれており、しかも体内吸収率は70％と高い数値を示しています。この良質のカルシウムこそが、銀合歓茶がさまざまな症状に効く理由の要ともいえる成分です。

日本人のカルシウムの摂取量は慢性的に不足しているといわれています。カルシウムは、吸収されにくく失われやすい性質を持ち、また、体内のカルシウムは加齢とともに失われます。カルシウムが不足すると、骨が弱くなります。とくに閉経後の女性は女性ホルモンが減ることによって、体内のカルシウム量が急速に減少します。すると骨量が一気に減り、骨粗鬆症などになりやすくなってしまいます。しかし、銀合歓茶でカルシウムを補給すれば、この骨量の減少をくい止めることができることが、実験によって立証されました。

●カルシウムがホルモン分泌を正常にととのえる

血液中のカルシウムは、体の細胞を活性化させ、ホルモンの分泌を正常にととのえる役割をしています。ですから、銀合歓茶を飲んで血液中のカルシウム量を維持すれば、**細胞の老化によって起こる肌や髪の衰えを解消することができます。骨粗鬆症や更年期障害の改善にも効果が期待できます。**

また、カルシウムは血液をサラサラに保つにも欠かせない役割をしています。ですからカルシウム豊富な銀合歓茶は血液系の疾患の予防・改善にも役立つのです。

銀合歓茶には、カルシウムの吸収を助けるマグネシウムや、体をととのえることに欠かせない各種ミネラルも豊富に含まれていますから、カルシウムを単体でとったときよりも、より高い健康効果を得ることができる、これも大きな特徴です。

（琉球大学名誉教授・鹿児島大学大学院連合農学研究科教授・農学博士　本郷富士彌）

男性の更年期に

週2〜3回のヤマイモとパセリが男性更年期障害のあらゆる悩みに効く

●さまざまなホルモンをつくる若返りホルモン・DHEA

夜、何度もトイレに起きてしまう頻尿《ひんにょう》、残尿感などの尿の悩み、精力の減退、ED（勃起不全）、うつなどの男性更年期障害とされる症状を、年齢とともに感じる人がふえています。

これらの原因は、男性ホルモンの減少と非常に関係があるといわれています。男性ホルモンの分泌が減ると、膀胱《ぼうこう》の下にあり、精液をつくる働きをしている前立腺が老化肥大して、排尿の不調やEDにつながっていきます。また、年齢だけが原因ではなく、体力や気力が低下することにより自律神経の働きが悪くなると、男性ホルモンの分泌が減り、これがやはり前立腺肥大につながってくるのです。

この男性ホルモンの減少による不快症状に役立ってくれるのが、DHEA（デヒドロエピアンドロステロン）というホルモンです。アメリカなどでは、「若返りホルモン」として、このDHEAの健康食品やサプリメントが販売され、ブームになっています。日本では販売許可がおりていませんが、これと同じ作用のある食品があります。滋養強壮の効果があるといわれるヤマイモ（自然薯《じねんじょ》）がそれです。**実は、アメリカで販売されているDHEA含有健康食品の原材料の多くもヤマイモ。**外からDHEAを補えば、自然と男性ホルモンも維持されます。でしたら、ヤマイモを使わない手はありません。

●「すりおろす」「ビタミンCといっしょに」がコツ

ヤマイモは、DHEAの原料になるジオスゲニンとサポゲニンをたっぷり含んでいます。これらを効率よく摂取するには、いくつかのコツがあります。

まず、すりおろしてとることです。すりおろすことで、有効成分の腸での吸収率を高めることができるのです。肝心のDHEAをつくる成分は、すりおろしてもそこなわれることはありません。

次は、ビタミンCといっしょにとること。DHEAを合成する副腎の働きを活発にする栄養素がビタミンCなのです。また、DHEAの原料であるジオスゲニンとサポゲニンは、脂肪の一種ですが、ビタミンCには、この脂肪の酸化を防ぐという働きもあります。ところが、主役となるヤマイモには、ビタミンCがあまり多くありません。

そこで、今回は、ヤマイモのDHEAをより効果的にとれる食べ方としてヤマイモ・パセリを紹介します。パセリはレモンの2・5倍のビタミンCを含んでいます。1束で目標とする1日の摂取基準量の半分のビタミンCをとることができます。

ヤマイモはすり鉢ではなく、おろし金ですってもかまいません。味つけは塩がおすすめですが、食べにくいと感じる場合は、少量のしょうゆやだしを足すと食べやすくなります。ヤマイモ・パセリは一度に大量に食べるのではなく、週に2～3回、つづけてとることを心がけてください。

DHEAはさまざまなホルモンのもとになっているホルモンのひとつ。ですから、DHEAの摂取で他のホルモン分泌がととのうことで、肥満解消、気分の高揚、美肌、物忘れ防止、糖尿病改善などうれしい効能がたくさん認められています。

（北里大学保健衛生専門学院教授・医学博士・管理栄養士　井上正子）

ヤマイモ・パセリの作り方

材料（1食分）
ヤマイモ100g、パセリ1束（50g）、塩少々

1 ヤマイモをすり鉢でする。

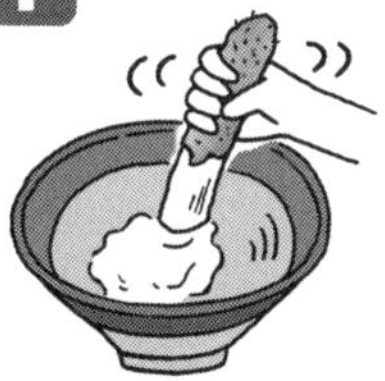

2 刻んだパセリを入れ、塩で味をととのえる。

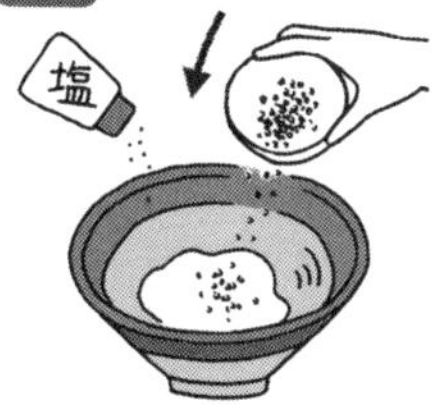

でき上がり

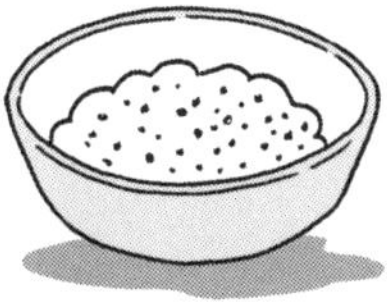

目安

週に2～3回食べる。

男性の
更年期に

男性更年期、前立腺肥大……男50の悩みを解決し、若さを保つ**海藻米ぬか食品**

●心と体の原因がそれぞれ関連する男性更年期

「どこといって病気ではないのに倦怠感があって疲れやすい」「元気が出ない」「意欲もわいてこない」。50の声を聞くと、こんな感覚を持つ男性は多いものです。こうした50代男性の心身の変化を男性更年期と呼びます。男性も女性と同様にホルモンバランスの変化が起こり、それがこの年代の心身の状態に影響を与えるのです。

男性の更年期の重要なカギになるのは、前立腺の機能です。中高年になると、前立腺肥大により尿の出が悪くなることがあります。以前は勢いよくほとばしっていた尿がチョロチョロとしか出なくなって「オレも年をとったなあ」という気分になることが多いという声をしばしば耳にします。しかも、前立腺肥大は勃起不全ももたらします。精神的ストレスに肉体的な疲労、さらに前立腺肥大が重なり、勃起不全の状態になると、男性としてのすべての能力が失われたように思います。すると、さらに精神的にも落ち込みます。男性の更年期には、こうした現象がさまざまにからみ合っているのです。

●微量元素の補給と免疫力強化が重要

こうした男性更年期に対する働きでいま注目されているのが、海藻米ぬか食品です。この食品には次の4種類の成分が含まれています。

■特殊な海藻（フーカス）　フーカスにはさまざまな微量元素が含まれていますが、なかでも注目すべき成分は亜鉛です。亜鉛は男性の前立腺に多く含まれていて前立腺機能にたいせつな働きをしています。アメリカでは「セックスミネラル」ともいわれています。

■米ぬかから抽出された特殊な食物繊維エキス　生体機能を調整して、いま注目の免疫力を高める作用があります。

■アシュワガンダ　インドに伝えられるハーブです。これは「インドのマカ」ともいわれ、古くから精力増強作用があるとされます。

■オプンティア　メキシコ産のサボテンの一種です。血流をよくし、勃起力を高め、血糖を下げる作用があるといわれています。また、サボテンは強い太陽光線のもとで育ちますから、紫外線によって生じる活性酸素の害を防ぐ物質を持っています。活性酸素は体の細胞を傷つけて、がんを発生させたり、動脈硬化を進行させて、老化や生活習慣病の元凶とされていますから、それを予防してくれます。

海藻米ぬか食品は、これらの成分の作用それぞれが相まって免疫力を高め、活性酸素の害を防ぎ、身体機能を高めます。そして、フーカスに含まれる亜鉛と、精力増強作用のあるハーブやサボテンを加えて、男性の性能力を高めることが期待できます。

●身体機能を高めて精力も増強する

男性更年期のひとつの原因は肉体的な衰え。しかし、もうひとつの原因である精神的なストレスに対する特効薬はありません。心配や不安、トラブルなどを、自分で1つずつとり除き、乗り越えていかなくてはならないのです。しかしそのとき、男性なら、性能力のアップが大きな自信となります。性欲がわいてきて、セックスが完遂できれば、精神的に大きな力となりますし、たとえセックスをしなくても性欲を感じただけで、しっかりした朝立ちを意識しただけで、自信がわき、精神的に立ち直るきっかけとなるのです。

その点、海藻米ぬか食品は、不足しがちなミネラルの補給で基礎体力や身体機能を回復させる働きを持っています。その結果、生活習慣病の予防につながるばかりか、精力回復にも役立つのです。バイアグラのような即効性はないが、ジワジワときいてくる、全身機能と性機能にバランスよく作用する精力増強食品といえるでしょう。

（吉沢クリニック院長・医学博士　吉澤伸一）

3章

ツボ刺激とマッサージで治す

1粒の米をはるだけで、血行が促進！冷え症、耳鳴り、めまいが楽になる

●筋肉への刺激でツボ刺激効果がアップ

お米を1粒はるだけで、更年期障害や冷え症、耳鳴り、めまいなどがどんどんとり除かれていく、と聞いたら驚かれるでしょうか。

今回ご紹介する米はりツボ刺激の注目すべきポイントは、米をはる場所にあります。実は、紹介するツボには、一般的な経絡《けいらく》（「気」の通り道）のツボだけでなく、筋肉と密接にかかわり合った場所という特徴があるのです。

筋肉は、神経を介して脳と連結し、情報を伝達し合っています。そのため、筋肉に刺激を与えると、その刺激は脳へと伝えられたのち、脳から体の各部分へと転送されていきます。すると、その転送された刺激によって、まるで運動でもしたかのように、体の各部分の血行は促進され、筋肉の働きも活性化されます。その結果、脂肪がエネルギーとして燃焼されたり、筋肉の収縮やこりが緩和されたりという現象が起こるのです。

さらに、筋肉には、刺激を与えると、関連した筋肉をゆるめ、動きやすくする運動点

（モーターポイント）という部分があります。この運動点を刺激し、筋肉をゆるめれば体が本来持っている機能が回復し、さまざまな不快症状も改善させることができます。

つまり、筋肉は刺激のセンサーであると同時に、患部を遠隔操作するリモコンでもあるというわけです。しかし、いくら筋肉にそれらの働きが備わっていたとしても、そのスイッチを入れなければ、きちんと作動してはくれません。そこで、有効なスイッチとなってくれるのが「米をはる」という方法なのです。

●適度なかたさが、ツボ刺激に最適

米はりツボ刺激では、まず、**ツボに米を直接テープではりつけます。すると、その部分**

お米のはり方

用意するもの

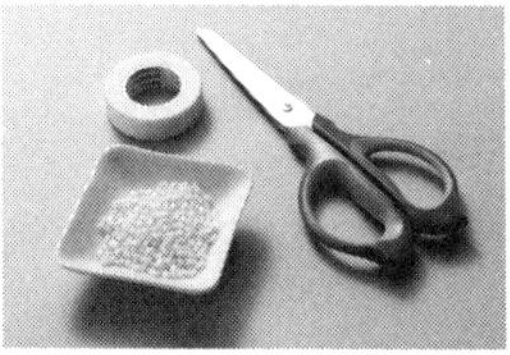

米粒、テープ（かぶれやすい人は、薬局で市販しているサージカルテープなどがおすすめ）、ハサミ

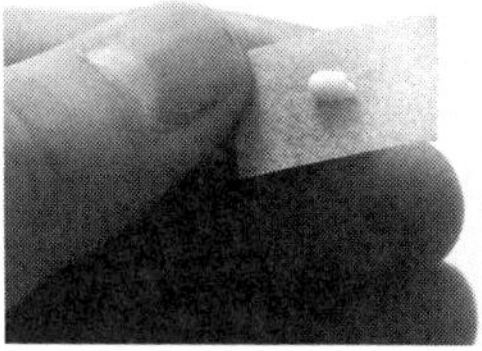

テープを2cmほどの長さにハサミで切り、その上に米をのせ、さかさまにしても落ちないようにはりつける。

ONE POINT
お米は縦においても横においてもよい。

冷え症に効く

1日何回はる？

1回

いつはりかえる？

夜、できれば風呂上がりに

何カ所にはる？

2カ所。両足の同じ位置にはる

ここにはる！

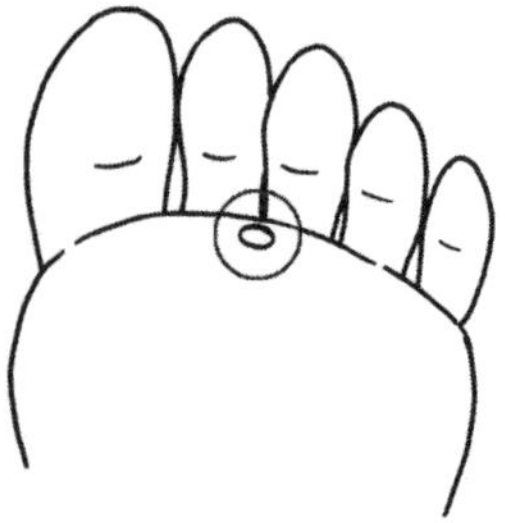

足の裏側。人さし指と中指のつけ根の間。さわると、こりや痛みを感じる場合もある。

更年期障害に効く

1日何回はる？

1回

いつはりかえる？

夜、できれば風呂上がりに

何カ所にはる？

2カ所。両足の同じ位置にはる

ここにはる！

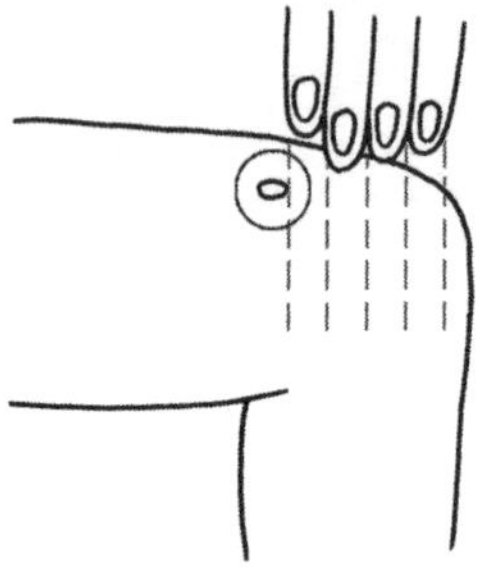

足の内側。膝のお皿から指4本分上。さわるとこりや痛みを感じる場合もある。

にツボへの刺激が、より伝わりやすくなります。しかも、米は、その大きさや厚み、かたさが肌を傷つけにくく、ツボ刺激には最適です。より効果を上げたい場合は、米を軽く押さえながら、近くの関節を動かしてみてください。米をはった場所の周辺にも刺激が伝わり、ツボ刺激効果がより作用しやすくなります。

また、ツボに米をはると、その部分に意識が集中し始めます。こうして意識が働くことによって、血液循環が活発になり、筋肉をより活性化させるという効果もあります。

なお、使用する米は、なんでもかまいません。

（長谷接骨院院長　長谷愼一）

耳鳴り・めまいに効く

1日何回はる？

1回

いつはりかえる？

夜、できれば風呂上がりに

何カ所にはる？

2カ所。両耳の同じ位置にはる

ここにはる！

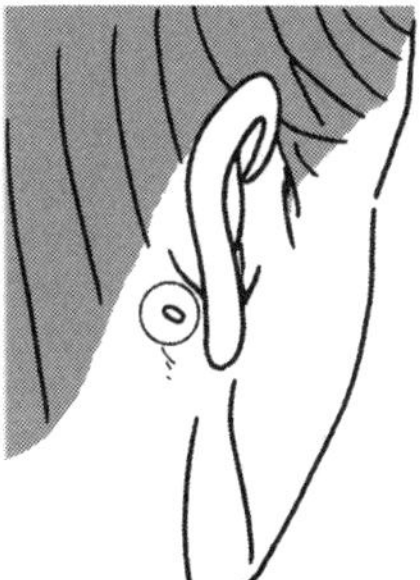

耳たぶの後ろのくぼんだところ。さわると、こりや痛みを感じる場合もある。

耳ツボ刺激は手軽にでき、抜群の効果を発揮する自己治療法

●耳は〝全身の縮図〟。ツボがたくさんある

耳ツボ刺激は、約２０００年前に書かれた中国の医学書にもその記載があるほど、歴史の長い治療法です。東洋医学では、経絡《けいらく》という生命エネルギーの通り道が全身をめぐっていると考えますが、耳およびその周囲には12本の経絡すべてが通っていて、１１０個ものツボがあることがわかっています。とくに耳の穴の周囲には耳に効くツボが並んでおり、そのため耳ツボ刺激は、治りにくいといわれる難聴や耳鳴りの改善にも効果を発揮します。

●あたたかい手で行うことがポイント

自律神経失調症の諸症状には、次にかかげたツボをもむとよいでしょう。丹念にもみほぐしていると、耳があたたかくなってきます。ただ、もみすぎると耳がはれてしまうことがあるので、力を入れすぎないように注意しながら、刺激を繰り返すようにしてくださ

い。

耳ツボ刺激の注意点としては、冷たい手では行わないこと。冷たい手では効果が半減してしまうからです。もし手が冷えている場合は、両手をこすり合わせて、あたためてから行うようにしてください。

■不眠症には「神門」と「心」を押す

快眠の耳ツボは神門《しんもん》と心《しん》です。神門は精神的な緊張をとり除く働きがあり、不眠症によく効きます。心はその名のとおり心をコントロールするツボで、心の不安をとり除く効果があります。これらのツボを1〜2分間ずつ押しもみすれば、スムーズに眠りにつくことができます。

■めまいには「暈点」「脳幹」「脳点」を

代表的なめまいは、立ち上がったときなどに発症する起立性めまい。これは、頭部の血行が悪くなっているために起きる現象です。めまいを感じたら目の働きをつかさどる暈点《うんてん》、脳の働きをつかさどる脳幹《のうかん》と脳点《のうてん》の3つの耳ツボをともに刺激してください。じきにめまいが解消します。さらに神門と腎《じん》を刺激すると、より効果的です。

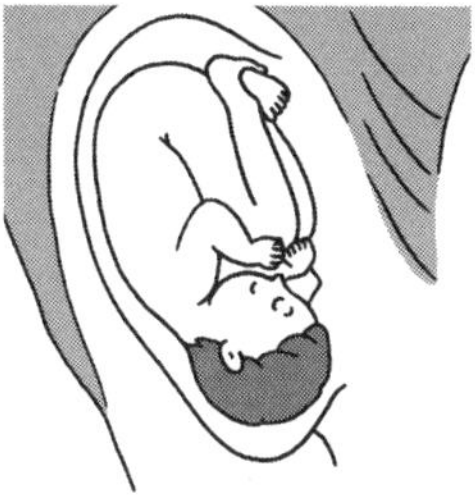

耳はお母さんのおなかの中にいる胎児にそっくりの形をしており、全身の状態を映し出している。体のどこかに不調があると、耳のそれに対応した部分に必ず反応があらわれ、この反応の出ているところを押したり、もんだり、こすったりすると、痛みやしこりが消えて、それとともに体の不調も軽快する。

めまいに効くツボ

ツボの場所

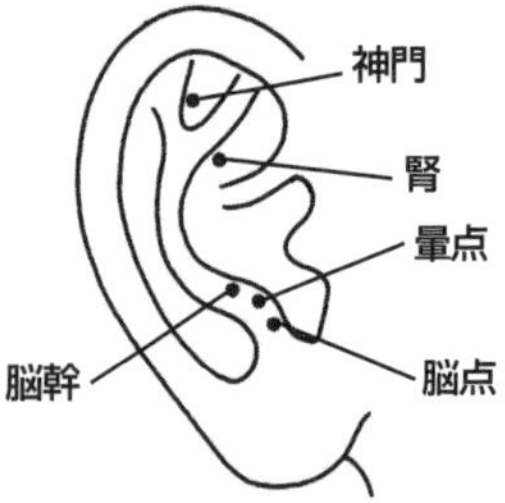

暈点、脳点、脳幹は、耳たぶの上の小さなふくらみの上縁にある。腎は耳の上部にあるＹ字形の軟骨のすぐ下にある。

刺激のしかた

神門はさまざまな症状の改善に役立つツボで、めまいにも効果的。神門に人さし指を当てて、1～2分押しもむ。

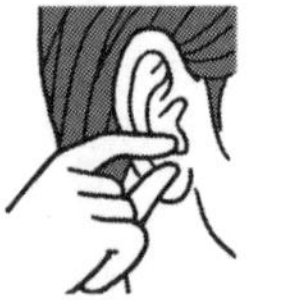

暈点、脳幹、脳点の3つのツボが集まっているふくらみを人さし指と親指でつまんで、1～2分、3つのツボを同時によくもみほぐす。

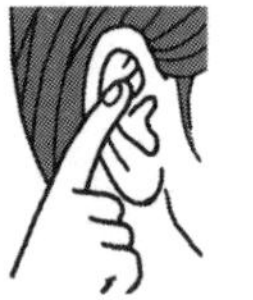

腎は気（生命エネルギー）のめぐりをよくして、血流の改善に役立つツボ。人さし指を腎に当てて1～2分押しもむ。

目安 めまいがしたとき。1～2分ずつ。痛気持ちいいくらいの強さで両耳ともに行う。

不眠症に効くツボ

ツボの場所

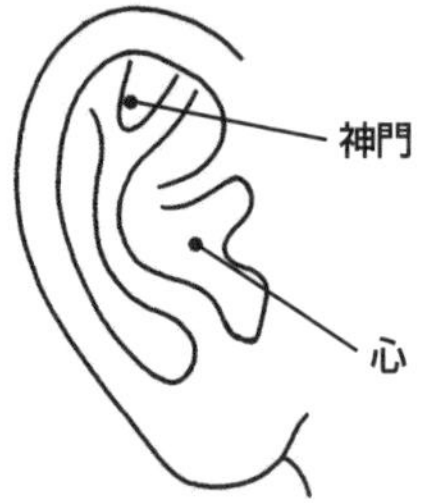

神門は耳の上部にあるＹ字形の軟骨の間のくぼみにある。心は耳の下のほうのくぼみのほぼ中央にある。

刺激のしかた

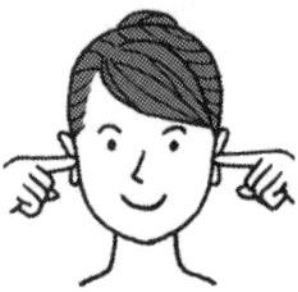

心に人さし指の先を当て、気持ちいいと感じる強さで１～２分、押しもむ。

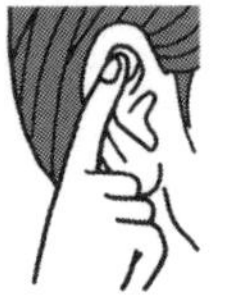

神門に人さし指の先を当て、気持ちいいと感じる強さで1～2分、押しもむ。

目安 夜、寝る前に。1～2分ずつ。気持ちいいと感じる強さで、両耳ともに行う。

イライラ（ストレス）に効くツボ

ツボの場所

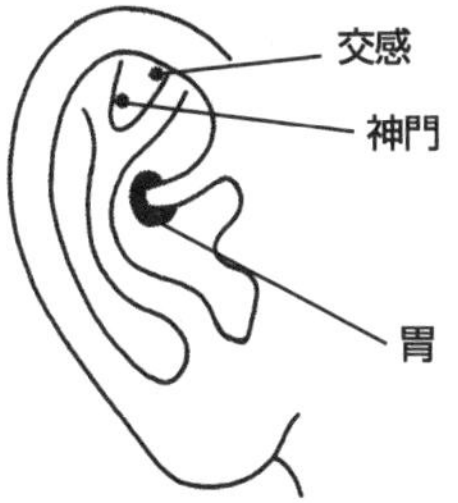

胃は耳のくぼみの中央付近にある横に流れる筋（耳《じ》輪《りん》脚《きゃく》）のつけ根あたりにある。

刺激のしかた

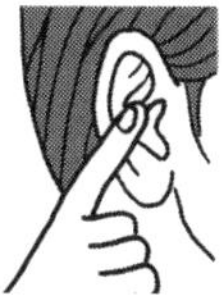

イライラや緊張が原因で胃に変調をきたす人は胃も刺激するとよい。人さし指を耳の胃に当て、気持ちいいと感じる強さで1～2分、押しもむ。

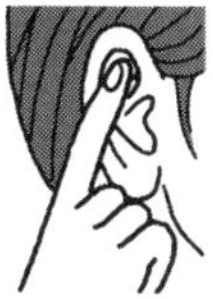

耳の上部にあるY字形の軟骨のくぼみに人さし指を当て、指先を神門から交感の方向へ動かしながら1～2分こする。

目安 イライラしたとき。1～2分ずつ。気持ちいいと感じる強さで、両耳ともに行う。

動悸・息切れに効くツボ

ツボの場所

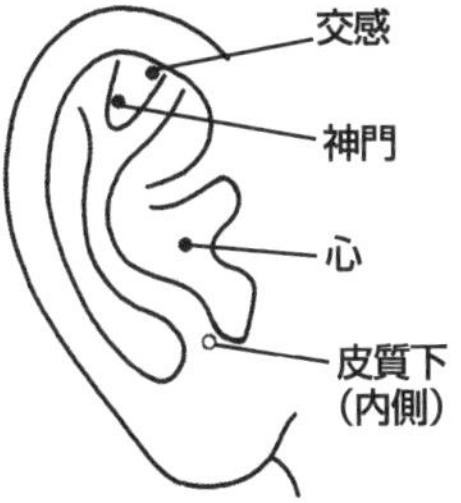

交感は耳の上部にあるY字形をした軟骨の顔側のやや上にある。皮質下は耳たぶの上にある軟骨の内側にある。

刺激のしかた

人さし指の先を心に当てて、1～2分、押しもむ。

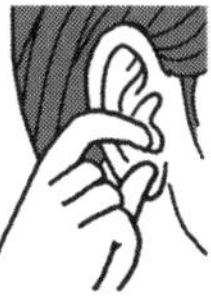

人さし指と親指で皮質下のあるふくらみをつまみ、ツボのある内側から押すようにもみほぐす。

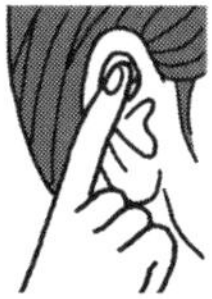

交感と神門は同時に刺激する。両耳のツボに人さし指を当て、指先を神門から交感の方向に動かしながら、1～2分こする。

目安 動悸・息切れがしたとき。1～2分ずつ。痛気持ちいいくらいの強さで、両耳ともに行う。

更年期障害に効くツボ

ツボの場所

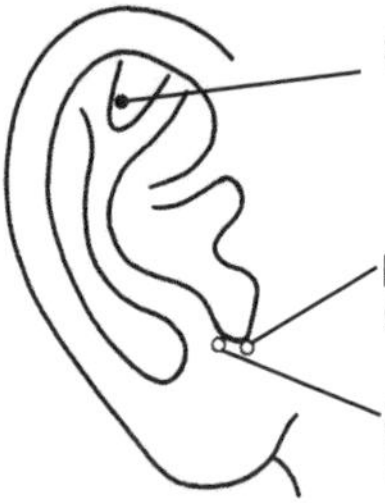

卵巣は耳たぶの上にある軟骨のふくらみから少し下がったところの裏。内分泌は耳たぶの上の切れ込みの縁の内側にある。

刺激のしかた

人さし指を神門に当て、1〜2分、押しもむ。

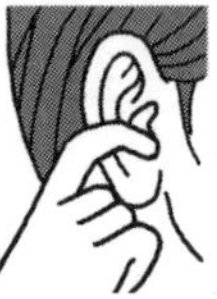

耳の穴の下の切れ込みに人さし指の先を当て、その内側にある内分泌を1〜2分、押しもむ。

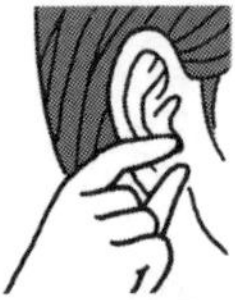

人さし指と親指とで耳たぶの上にある軟骨のふくらみをつまみ、卵巣を1〜2分もみほぐす。

目安　毎日。1日に2〜3回。1〜2分ずつ。痛気持ちいいくらいの強さで、両耳ともに行う。

■動悸・息切れには「交感」「皮質下」「心」　動悸や息切れは、運動不足や肥満、気管支に障害がある場合のほか、ストレスなどによって自律神経が乱れている場合にも起こりやすくなります。動悸や息切れを感じたときは、自律神経に作用する交感《こうかん》と、自律神経の働きを調整するホルモンの分泌を支配する皮質下《ひしつか》、そして、心臓の働きをつかさどる心への耳ツボ刺激が効果的です。

■イライラしたら「神門」と「交感」を　最近、自分でもなんだか怒りっぽいなと感じているときや、イライラしているときにおすすめしたいのが、次の3つの耳ツボ刺激です。

神門には不安や緊張をやわらげる効果が、また交感には自律神経の働きをととのえる効果があります。イライラや緊張が原因で胃に変調をきたすような人はあわせて胃《い》も刺激するといいでしょう。

■「卵巣」と「内分泌」でホルモンバランスを

更年期障害は、肩こり、動悸やめまい、冷えやほてり、不眠など、さまざまな不快症状としてあらわれます。こうした更年期の不快症状は閉経後のホルモンバランスのくずれによって起こります。そこで卵巣《らんそう》と内分泌《ないぶんぴ》の2つのツボを刺激して、ホルモンバランスの乱れをととのえます。加えて神門を刺激するのも、不快症状をやわらげるのに効果的です。

●つまようじ、ボールペンを使う方法も

耳ツボ刺激に、つまようじの頭やヘアピン、インクの切れたボールペンの先端でツボを刺激するのもよい方法です。これらの方法は、ツボの位置が正確にわからないような場合にとくに有効です。位置のわかりにくいツボはだいたいのあたりをつけて、先にあげた道具の先端で少し広い範囲をつついてみてください。何カ所かつついていると、とくに強く痛みを感じる点があるはずです。そこがツボです。こうしてツボを見つけたら、そのままさらにつついてツボを刺激してください。

（中国健康コンサルタント　邱　淑恵）

ツボにカイロをはるだけで1～2週間で不快症状が消える！

●お灸の代用で考え出されたカイロ療法

東洋医学の治療法のひとつ、お灸のかわりに考え出されたのがカイロ療法です。その利点は、それほどツボの位置を厳密に考えなくてよいということ。多くの人は「ツボは針先くらいの大きさしかなく、少しでもずれると意味がない」と心配されているようですが、実際のツボの大きさは5～15㎜あると思ってください。さらに、カイロの大きさなら多少ツボの位置がずれてしまっていても、広範囲を補えるので十分効果を期待できます。

●気滞血瘀こそが痛みや不快症状の元凶

東洋医学では、痛みや不快症状のある個所では「気滞血瘀《きたいけつお》」という状態が起きていると考えられています。これは、私たちの体を流れる「気」や「血」が、経絡《けいらく》というツボの道筋に滞ってしまっているという意味です。たとえば打撲をすると、その部分の気の働きは滞り、血液の循環も悪くなる。これが気滞です。やがて滞った血は固まってしまいます。

不眠症に効くツボ

不眠によく効くツボ、失眠《しつみん》に寝る5～6時間前からカイロをはっておけば、快眠が約束されるばかりか、翌朝のむくみも消えているはず。

ポイント

かかと全体を包むようにカイロをはるとよい。

はる時間

5～6時間

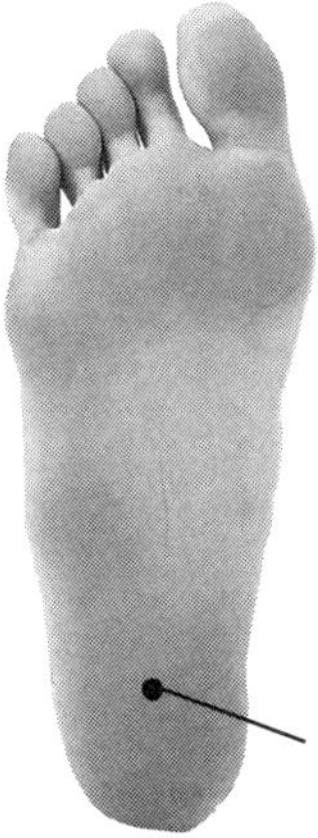

足の裏側。かかとのふくらみのほぼ中央。

こんな症状にも効く

かかとの痛み、急性の下痢にも。

自律神経失調症に効くツボ

胸がモヤモヤする、吐きけやめまいがする、という人は内関《ないかん》のツボをあたためよう。内関は物忘れや乗り物酔いにも効果があるので、気になる人は試してみるとよい。

ポイント

米粒や大豆などをツボにはって、その上からカイロであたためると効果が高い。

はる時間

5～6時間

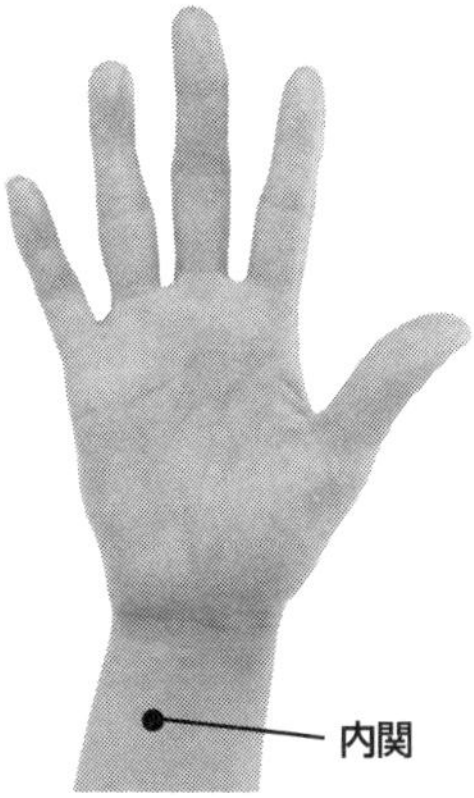

手のひら側。手くびの内側にある横じわの中央からひじに向かって指2本分のところ。

こんな症状にも効く

動悸、息切れ、乗り物酔い、物忘れ、つわりにも。

これが血瘀の状態です。この状態が、痛みをはじめとしたあらゆる不快症状の原因になります。逆にいえば、この気滞血瘀の解決こそが、不快症状改善への近道。そこで**効果的なのが、ツボをカイロであたためて、気血の流れをよくすることなのです。**

●カイロは直接はらない

ツボさがしのポイントは次の4つ。

■かたくグリグリしている。
■押すとズシンと響き、気持ちがいい。
■温度が周囲より冷たいか、あたたかい。
■皮膚が周囲よりザラザラしている。

くれぐれも皮膚に直接カイロをはらないでください。はりづらいツボにはサポーターや靴下、手袋をはめて、その上からはったり、軽く包帯を巻いてからはるとよいでしょう。なお、痛む場所に直接カイロをはると、あたたかい間は気持ちがよいのですが、カイロをはずすとまた痛みがぶり返すことがあるため、ツボにはる方法をおすすめします。

効果は人により異なりますが、1～2週間で改善していくはずです。もし、なかなか改善されない場合は、専門の医師に相談してみてください。(うえの鍼灸整骨院院長　李　昇昊)

超速で腸の蠕動運動を促す トイレで押す**便秘の特効ツボ**

●経絡を流れるエネルギーを調整して、便秘を改善する

次に紹介する3つのツボは、どれも便秘に効くツボです。ぜひ覚えておきましょう。

まず「合谷《ごうこく》」。手の甲側にある合谷は腸の蠕動《ぜんどう》運動を促し、おなかの張りをとってくれるツボです。位置は親指と人さし指の骨のつけ根にあり、押すと響くような痛みがあるのがポイントです。

「三陰交《さんいんこう》」と「足三里《あしさんり》」は、いずれも胃腸の働きを調整したり、おなかの張りを改善する重要なツボ。三陰交は足のすねをつかむようにして、親指の腹で軽く指圧してください。足三里は、ふくらはぎをつかむようにして、親指で押します。やや強めに押すのがコツです。

いずれのツボも1回3分くらいを目安に刺激してください。どれもひとりでどこでも押せるツボなので、トイレの中ではもちろん、気がついたときに押すように、毎日の習慣にしておくとよいでしょう。

（平塚胃腸病院院長　平塚秀雄）

便秘に効くツボ

合谷の場所

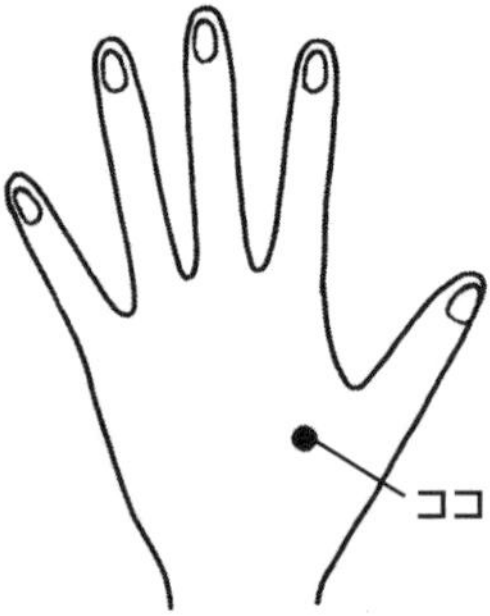

親指と人さし指の骨のつけ根にある。
両手を交互に刺激するとよい。

足三里の場所

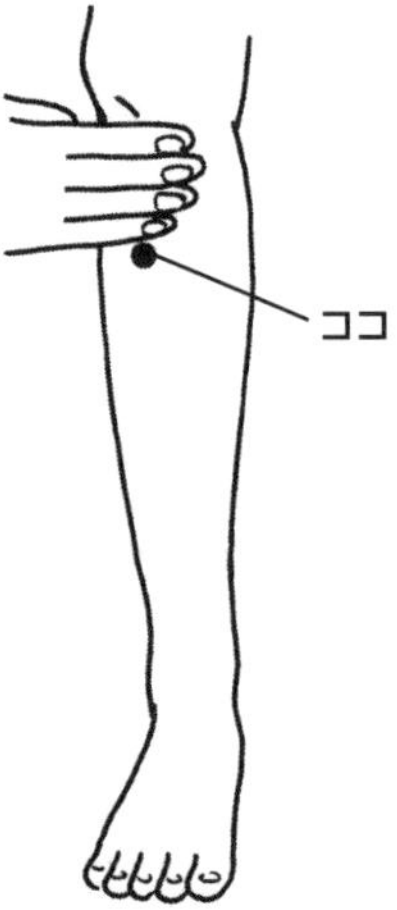

膝《しつ》蓋《がい》骨《こつ》（膝のお皿）から指4本分下で、すねの骨の外側のくぼみ。

三陰交の場所

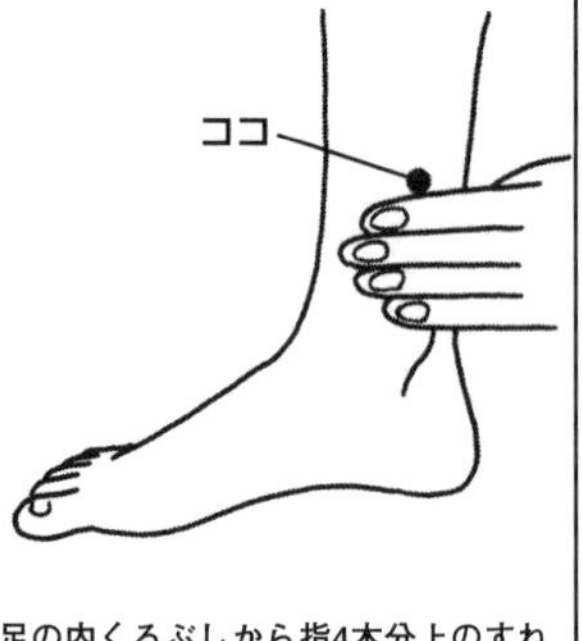

足の内くるぶしから指4本分上のすねの骨のきわにある。

目安 1回3分程度。

ONE POINT
いずれも両方の手足のツボを刺激する。快便の状態を意識しながら押すと効果的。

4章

ホルモンバランスをととのえて治す

自律神経を安定させる**性ホルモンの不足度**をチェック！

●その不快症状はホルモンのせいかも？

ホルモンの中で最も有名なホルモンといえば、性ホルモン。いわゆる「男性ホルモン」や「女性ホルモン」です。

女性ホルモンは、女らしさをつかさどるホルモン。その減少は、加齢だけではなく、食生活・ストレスなどが大きな原因になります。「病気ではないのに体の調子が悪い」「このごろ肌や髪のつやがなくなった」。そう感じることがあれば、女性ホルモンが減っているのかもしれません。男性ホルモンも女性ホルモンと同じく、生活習慣で減ってしまうもの。筋肉や気力の衰え、尿に関する不快症状を感じるなら、その減少が考えられます。

次のチェックテストで、チェック数が多かった人はホルモン不足のおそれがあります。近い将来、不快症状が出てくる可能性がありますが、**それらの症状は、ホルモンの働きを補う物質を食事にとり入れたり、ホルモン分泌を促す運動をすることで改善、予防することができます。**

（編集部）

男性ホルモン不足度チェック

		チェック
1	性欲がなくなってきたと感じる。	
2	身長が低くなった。	
3	勃起力が弱くなったと感じる。	
4	筋力が衰えた。	
5	仕事の能力が低下したと感じる。	
6	もの悲しい気分になったり怒りやすい。	
7	尿のキレが悪く、残尿感がある。	
8	顔が赤くなりやすい。	
9	出世欲がなくなった。	
10	眠れないことがある。	

女性ホルモン不足度チェック

		チェック
1	顔のほてりや、汗の多さが気になる。	
2	頭痛、めまい、肩こりがある。	
3	冷え症がひどい。	
4	生理不順。	
5	イライラしやすい。	
6	性欲がなくなってきたと感じる。	
7	寝つきが悪い。	
8	体重がふえた。	
9	肌や唇の血色が悪い。	
10	尿失禁がある。	

結果

男女ともに、上の表で2つあてはまると性ホルモン分泌が減っている可能性がある。3つ以上の場合は、すでに下のようなさまざまな不快症状が出ているのでは？

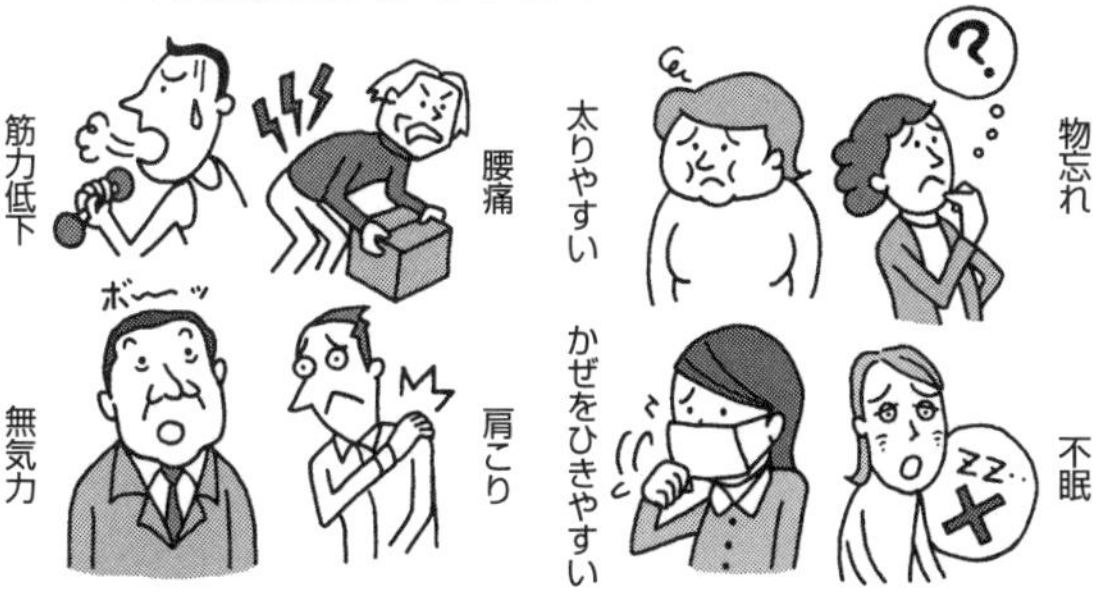
筋力低下
腰痛
ボ〜ッ
無気力
肩こり
太りやすい
物忘れ
かぜをひきやすい
不眠

女性ホルモン分泌量がアップすれば自律神経が活発になり、冷え症も改善される

●若年女性のホルモン不足は無理なダイエットやストレスから

女性の美しさと若さの源泉である女性ホルモン、エストロゲンは、卵巣の機能が低下してくるころから、その分泌量が急激に減少し、その後も年齢とともにますます減っていきます。そして、女性に「更年期」という宿命を負わせることになります。

更年期が訪れる時期は人によってまちまちです。40才そこそこでやってくる人もいれば、50才を過ぎてもまだ訪れないという人もいます。日本女性の場合、個人差はありますが、だいたい45～55才くらいまでの時期と考えられています。

しかし、**最近では更年期の女性に限らず、若い女性にも女性ホルモンの不足が目立つようになりました。**その主な原因は、無理なダイエットやストレスです。

肥満が健康によくないことはいうまでもありませんが、やたらに体重を減らせばいいというものでもありません。体脂肪率が低くなりすぎると、女性ホルモンがつくられにくくなり、肌が荒れたり、更年期障害のようなさまざまな症状を訴えるだけでなく、生理さえ

止まってしまうことがあります。また、過度のストレスがあると自律神経がトラブルを起こし、やはり、女性ホルモンの働きを低下させてしまうのです。

女性の体は、このように女性ホルモンの分泌のバランスがくずれると、大きな支障をきたし、自律神経の働きも乱れて、のぼせ、冷え、めまい、動悸、頭痛、イライラ、肩こりなどの更年期特有の症状が出てきます。

女性が健康な体づくりを目ざすなら、女性ホルモンの重要性に気がつき、その分泌量をふやす食事や運動を心がけてほしいものです。

（東京女子医科大学名誉教授・西新宿プラザクリニック院長　出村　博）

女性ホルモンの分泌量アップによる4つのメリット

1 自律神経が活発になる！

女性ホルモンの分泌をつかさどる視床下部は、自律神経や免疫系などの働きをコントロールしている。女性ホルモンが十分分泌されれば、自律神経も好調に働く。

2 血管のサビを落として血液をサラサラに！

エストロゲンには強力な抗酸化作用によって血管がサビつくのを防ぎ、血液をサラサラに保つ効果が期待できる。

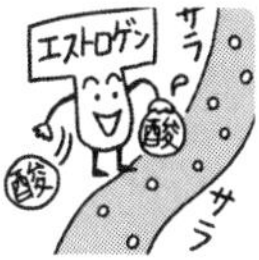

3 冷えにくくなる！

女性ホルモンのプロゲステロンには、体温を上げる働きがある。これを補充すれば、冷え症の改善が期待できる。

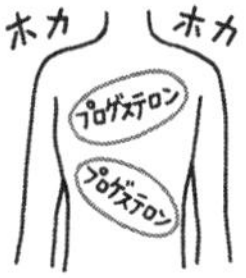

4 美肌、美髪に！

エストロゲンの働きかけにより、皮膚や髪の毛、爪、骨が丈夫になり、しなやかさを保つようになる。美肌に欠かせないコラーゲンやヒアルロン酸はエストロゲンによって保持。

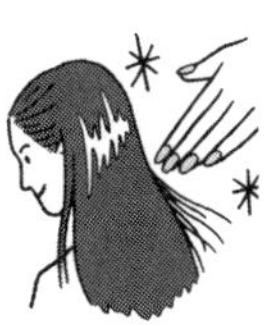

不快症状を改善する**ホルモン補充療法**で精神的なストレスを解消し、女性らしさをとり戻す

●肌や髪、乳房や性器のうるおいをとり戻す

自律神経の失調も手伝い、すべての女性に訪れるといっても過言ではない更年期障害。イライラやうつ状態、不眠症、めまい、肩こり、腰痛、のぼせ、頭痛、高脂血症、骨粗鬆《こつそしょう》症《しょう》など、その不快症状は数知れません。

これは、閉経前後に起こる、女性ホルモン（エストロゲンなど）の急激な減少が原因です。女性ホルモンは思春期の初潮とともに分泌量が増加し、45〜55才に減少、50代後半に失ってしまう、というのがだれにでも訪れる変化です。

エストロゲンは、肌や髪、乳房に張りを与えてくれるホルモン。腟のうるおいにも影響し、性交をスムーズにしてくれる働きもあります。そのため、更年期以降は性交痛がひどく、セックスレスになってしまった、という夫婦も少なくないようです。

「いくつになっても女性らしさは失いたくない」「心の安定をとり戻したい」という人におすすめなのが、ホルモン補充療法（ＨＲＴ）です。これは、自分の力で分泌できなくな

った女性ホルモンを補う療法のことで、産婦人科のある病院であれば、どこでも受けることができます。ホルモン補充療法は普及率2%と、日本ではまだあまり知られていませんが、欧米では一般的な方法です。スウェーデンの知識階級で約80%、アメリカで約40%の普及率です。

ホルモン補充療法は、薬を飲むだけのいたって簡単な療法です。ただし、年齢によって、ホルモンの減少の度合いも違うので検査を行います。

まず、問診で更年期症状の状態をチェックし、閉経後であれば血液検査でエストロゲンなどの分泌量を調べます。また、肝機能や乳がん、子宮がんの検査などもあわせて行います。その後、状態に合わせて、服用する薬の量を調節していきます。

気になる費用は、1カ月で1000円弱の治療から受けることができます。保険がきくと、経済的負担はもっと少なくなります(編集部注:ホルモン補充療法は、補充するホルモンの種類、投与の形態や期間などによって費用に大きな開きがあります。ご自身が望む治療内容に必要な負担額をよく確認してから治療にあたりましょう)。

●更年期障害によるセックスレスにも効果

実際にホルモン補充療法を受けた患者さんの多くが、うつや不眠など更年期障害の精神的な苦痛から解放されています。また、女らしさをとり戻せることで、生活にも張りができ、セックスレスなども解消できるのです。また、更年期以降の心配事である、骨粗鬆症や高脂血症などの予防、改善にもつながります。

とはいえ、女性ホルモンを外から補うという方法に、ためらいを覚える人もいるでしょう。でも考えてみてください。昔の人間の寿命は50才前後。つまり更年期障害の症状が出るころには、すでに亡くなっている人も多かったのです。ところが、現在は医療の進歩によって、女性の寿命は80才を超えています。閉経を迎えてからの30年を快適に過ごすためには、ある程度のケアが必要だと私は考えていますし、実際に私も実行しています。

ホルモン補充療法には、少々の副作用も存在します。最も多い副作用が性器出血。これは継続して治療をつづけることでしだいに少なくなります。また、乳房の張りや帯下《たいげ》感などがみられることもありますが、これも薬の量を調節することで解決します。副作用の有無についてや、実際に飲み始めてなんらかの不快感を感じたら、医師にしっかりと確認しておいたほうがよいでしょう。

更年期は確かにだれにでも訪れるものですが、せっかく更年期の不安やストレスをやわらげる治療法があるのですから、一度医師に相談してみてください。

（ウィミンズ・ウェルネス銀座クリニック院長・医学博士　対馬ルリ子）

大豆イソフラボンが女性ホルモン様作用を発揮。**おから茶**でホルモンバランスをととのえる

●エストロゲンのかわりになる大豆イソフラボン

病気の発症を阻止したり進行を防止、回復させる予防医学という考え方があります。ヘルスフードをとり入れた知的食生活は、まさに食べる予防医学。そのヘルスフードのひとつが、大豆イソフラボンです。ヘルスフードには、①有効性が科学的に証明されている、②安全性が確認されている、③作用機序（しくみ）が解明されている、という3条件が必要ですが、大豆イソフラボンは、そのいずれも満たすすばらしい成分なのです。

大豆イソフラボンは大豆の種子、とくに胚芽の部分に多く含まれている植物性成分です。渋みやエグみのもととなり、その効用には、女性ホルモン様作用、抗酸化作用、食物繊維としての機能の3つがあげられます。なかでも注目されているのが、女性ホルモン様作用です。大豆イソフラボンに含まれる、糖が結合したゲニスチンという配糖体が体内でゲニステインという成分に変化し、女性ホルモンのひとつ、エストロゲンと似た働きをするのです。

●骨粗鬆症、動脈硬化、乳がん予防にも効果的

エストロゲンは、卵巣でつくられ、血液を通じていろいろな臓器に作用を及ぼします。エストロゲンは各臓器の細胞に到達すると、まず細胞の表面にあるレセプターという受容体にとり込まれ、それから細胞に指令を出します。エストロゲンとレセプターは、さながら鍵《かぎ》と鍵穴のような関係です。

更年期を迎えると、卵巣の働きが衰えて、エストロゲンの分泌量が減少していきます。ホルモンのバランスが乱れると、女性の体はさまざまな不快症状に見舞われます。これが更年期障害です。骨粗鬆症《こつそしょうしょう》や動脈硬化、高コレステロールなどの危険も加速します。

さて、大豆イソフラボンの化学構造は、エストロゲンのそれとよく似ています。大豆イソフラボンが鍵穴（レセプター）にはまり込むと、細胞はエストロゲンだと思って反応します。つまり、**大豆イソフラボンは、加齢や生活習慣によって少なくなっているエストロゲンのかわりとして作用する**というわけです。

さらに、大豆イソフラボンには、エストロゲンの欠乏を補うのと同時に、エストロゲンの分泌過剰による乳がんの進行などの弊害を抑える効果もあります。

大豆イソフラボンがエストロゲン不足を助ける

1 おから茶のイソフラボンが

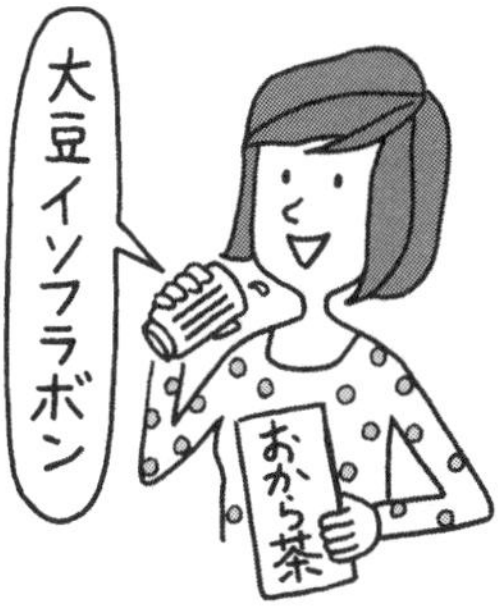

2 全身をめぐって……

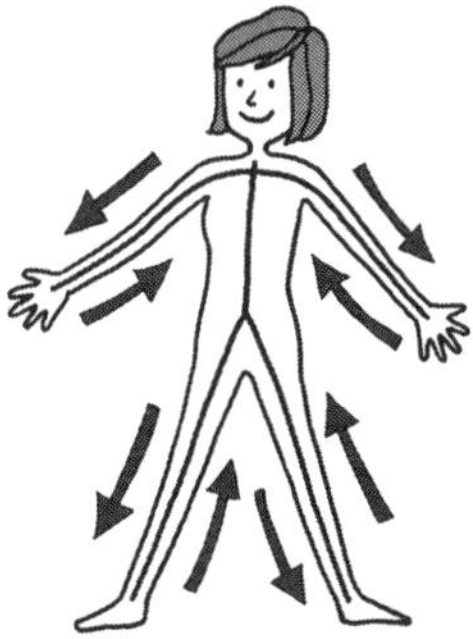

3 エストロゲンを助け

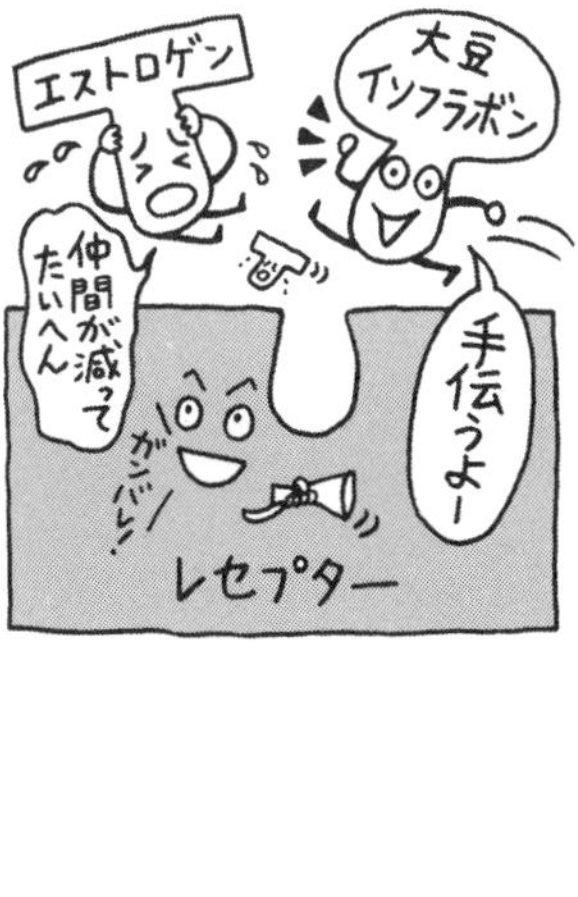

4 不快症状を改善する

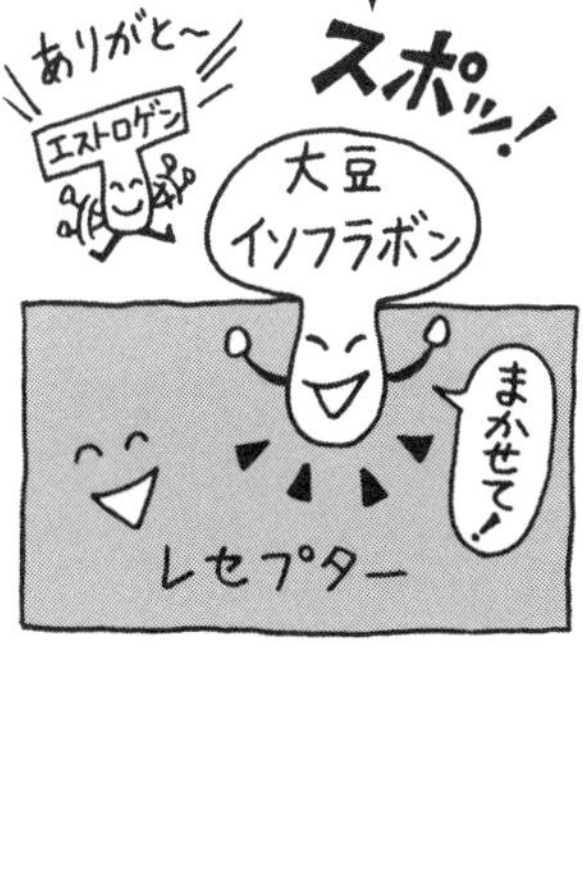

おから茶の作り方

材料
おから（いたみやすいので、買ってきたらすぐに調理すること）

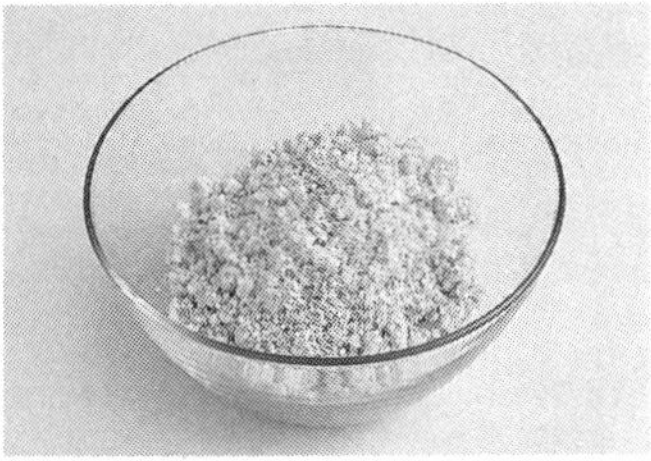

1 フッ素樹脂加工のフライパンにおからを入れて、木べらでまぜながら、弱火でいる。

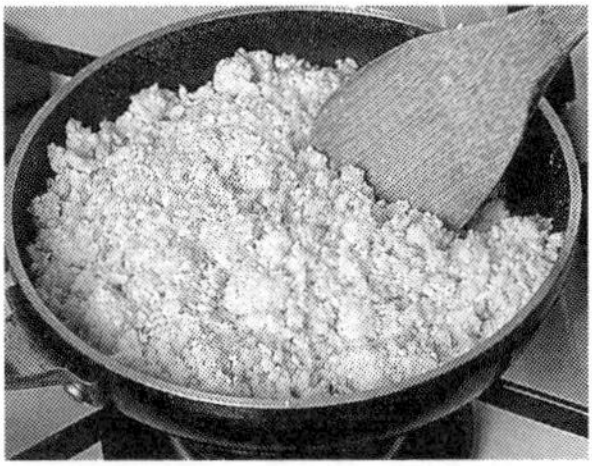

2 おからにキツネ色の焦げ色がつくまで、20〜30分いる。

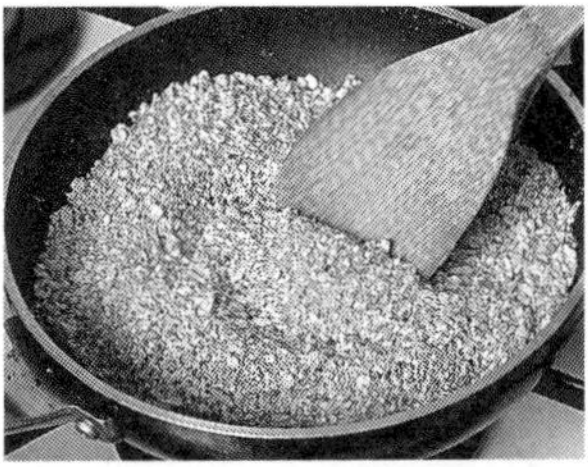

3 粉状になったおからスプーン山盛り1杯を、きゅうすに入れて、熱湯を注ぐ。

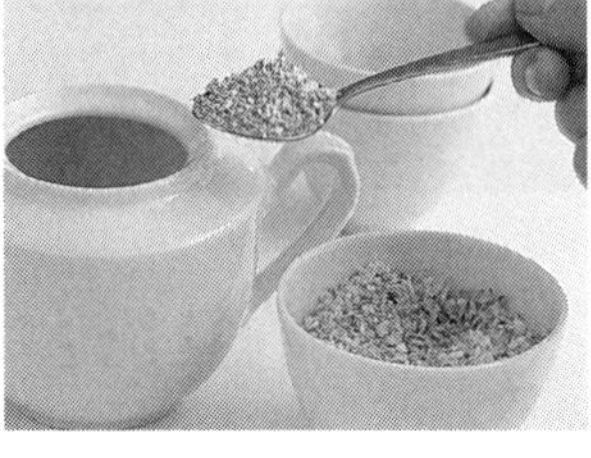

4 2〜3分おいて、いただく。残ったおから茶は密閉容器に入れて保存。1週間で飲み切る。

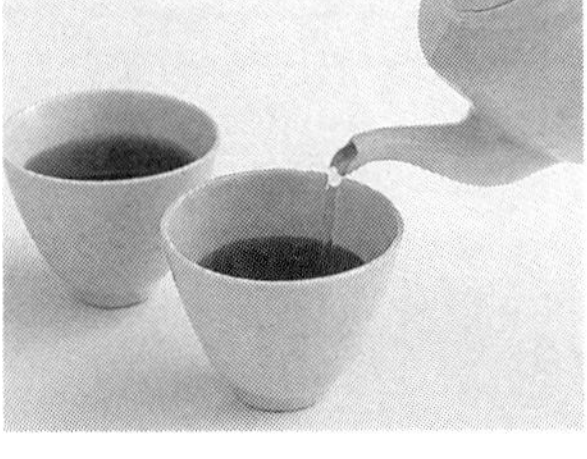

●おから茶がおだやかにホルモンバランスをととのえる

いろいろな大豆製品がありますが、大豆のしぼりかすであるおからにも、イソフラボンが含まれています。おからには食物繊維も豊富ですから、便秘を改善する効果もあります。さらにおからをいってお茶にすると、いつでも気軽に飲むことができて便利で、最近では、おからを発酵させて、ゲニスチンの吸収率を高めたおから茶も市販されています。大豆イソフラボンの女性ホルモン様作用をとり入れて、ホルモンバランスをととのえ、更年期の不快症状や若返り効果に役立ててはいかがでしょうか。

女性には一生のうち4回の曲がり角があります。

25才は、お肌の曲がり角。活性酸素により肌の代謝がおそくなるためです。

35才はストレスをかかえて活性酸素がさらに増大。さまざまなトラブルが発生します。

45才になるとエストロゲンの分泌が少なくなって、更年期障害が始まります。

そして、骨の形成を促進する機能も持つエストロゲンが激減する55才になると、骨粗鬆症のケアが必要になります。おから茶など大豆食品に含まれるイソフラボンは、このような曲がり角で苦しんでいる女性を助ける成分なのです。

（東京海洋大学ヘルスフード科学講座客員教授・農学博士　矢澤一良）

女性ホルモンの分泌を促す**黒ゴマ**と、イソフラボン豊富な**きな粉**のWパワーが効く

●女性を悩ます不快症状の原因は女性ホルモン

女性の不快症状ワースト3といえば、便秘、肌荒れ、生理不順があげられるのではないでしょうか。便秘は女性ホルモンである黄体ホルモンがふえ、腸の蠕動《ぜんどう》運動が弱まってしまうことが原因です。生理の前後に吹き出物が出てきたり、肌がベタベタになったりする肌荒れは、女性ホルモンが過剰になり、皮脂腺が刺激されたことによるものです。生理不順はいうまでもなく女性ホルモンのアンバランスが原因です。

お気づきになりましたか。女性ホルモンのバランスをととのえれば、女性の3大不快症状を改善できるのです。

女性ホルモンの分泌には、タンパク質、亜鉛、脂肪などいろいろな栄養素が関係しています。いちばんいいのは、そういった栄養素をふだんの食生活でバランスよくとることですが、忙しい現代人にはなかなかむずかしいことです。そんな人におすすめしたいのが、黒ゴマきな粉ミルクです。

私のクリニックでもすすめていますが、「10年来の便秘が治った」「肌がきれいになったといわれた」「冷え症が治ってよく眠れるようになった」などと喜ばれています。それもそのはず、**黒ゴマ、きな粉、ミルクはすべて、女性ホルモンの分泌をととのえ、ホルモン力をアップするすぐれた食材なのです。**

●黒ゴマは女性にとってうれしい効果いっぱい

まず、黒ゴマ。近年では、ゴマは抗酸化作用が高い食品としてがぜん注目を浴びるようになってきました。ゴマには、がん、動脈硬化、心疾患、糖尿病などを防ぐ物質がたくさん含まれているのです。

「万病の特効食」ともいえるゴマは、実は女性ホルモンと直接的なかかわりを持っています。ゴマに豊富に含まれている成分に、タンパク質の原料となるアミノ酸があります。これは、脳が卵巣に女性ホルモンの分泌を促す指令を出す際の伝達役となるホルモンの原料になっています。

また、ゴマには女性ホルモンそのものの原料になる良質の脂肪分、不飽和脂肪酸も豊富に含まれています。不飽和脂肪酸は、体内では合成されることのない必須脂肪酸。この中にあるアラキドン酸は、女性ホルモンのもとになるDHEA（デヒドロエピアンドロステロン）というホルモンを女性ホルモンに変化させる酵素の活動を活発にする作用があるのです。

ゴマには女性ホルモンのバランスを調整するだけでなく、直接的に肌を美しくする力もあります。セサミノールという成分に強力な抗酸化成分があり、これがシミの予防だけでなく、できてしまったシミを薄くしてくれるのです。この恩恵を最大限に受けるためにも、最もおすすめしたいのが黒ゴマです。

●簡単で効果バツグン！

黒ゴマきな粉ミルクのもう1つの主役、きな粉には黒ゴマと同じく、ホルモン分泌に影

黒ゴマきな粉ミルクの作り方

材料（1人分）
すり黒ゴマ大さじ1、きな粉大さじ2/3、スキムミルク大さじ1.5、湯150mℓ

1 カップにすり黒ゴマ、きな粉、スキムミルクを入れる。

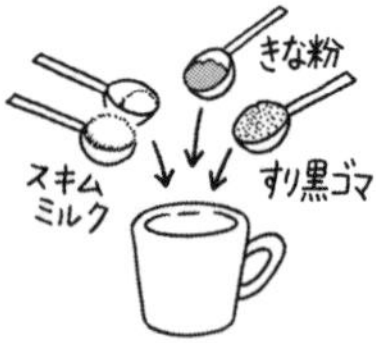

2 湯を注ぐ。

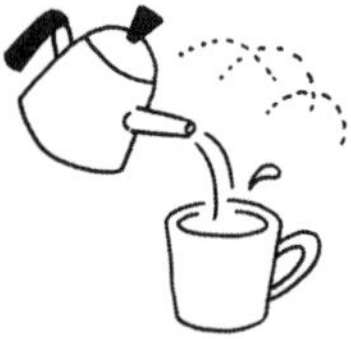

3 スプーンでよくかきまぜて完成。

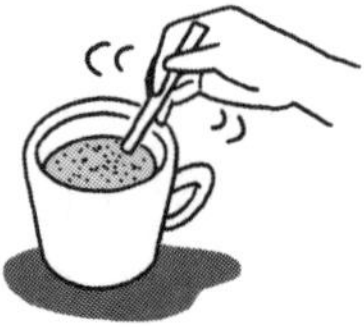

目安 1日3杯、食前に飲む。

響する脂肪やタンパク質が多く含まれているだけでなく、大豆イソフラボンも豊富に含まれています。豆乳ブームで名前を聞いたことがある人も多いのではないでしょうか。イソフラボンは、女性ホルモンの一種、エストロゲンとたいへんよく似た構造をしています。そのため、体内に入ったイソフラボンは、女性ホルモンの代役としてバランスをととのえてくれます。女性ホルモンが欠乏しているときは、イソフラボンが補い、逆に女性ホルモンが分泌過剰になっているときは、それを抑えてくれます。

黒ゴマときな粉。女性ホルモンの分泌を促す2つの食材をとるのに、従来は牛乳やお湯でといて飲む方法が広く知られていましたが、今回、ご紹介するのは、スキムミルクをプラスする方法です。女性ホルモンには、カルシウムが骨からとけ出すのを防止する働きがあります。このため女性ホルモンが減ってくると、骨粗鬆症《こつそしょうしょう》になる可能性が高くなります。これを防ぐには、カルシウムたっぷりのスキムミルクがぴったりなのです。また、カルシウム不足によるイライラを改善してくれる作用もあります。

甘みが足りないと感じる人は、黒砂糖やハチミツを少量加えると飲みやすくなります。目安は1日3杯程度。食前に飲むと満腹感があるので、ダイエット効果も期待できます。

（東京女子医科大学名誉教授・西新宿プラザクリニック院長　出村　博）

ゴーヤ＋みそは女性ホルモンを補い更年期障害を撃退する最強コンビ

●ビタミンやミネラルが豊富で体の若さを保つ

ゴーヤは中高年に不足しがちなビタミン・ミネラルが豊富なばかりか、体の若さを保ち、健康の維持に役立つ抗酸化成分を実に多く含んでいます。ゴーヤそのものにも多くの効果がありますが、更年期の女性におすすめなのが、みそと合わせるゴーヤみそです。

更年期障害とは、年齢によってエストロゲンという女性ホルモンが減ることで起こるさまざまな不快症状をさします。顔のほてり、発汗、心臓の動悸《どうき》などの症状、血管の弾力性が失われるため、高血圧を引き起こすこともあります。

そこで役立つのがみそ。みその原料である大豆にはイソフラボンという女性ホルモンに似た物質が含まれます。そのため、減少していく女性ホルモンを補い、更年期障害の症状をやわら

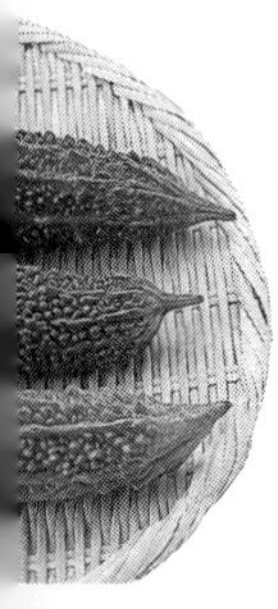

いいゴーヤとは

- 濃い緑色をしている。
- イボがこまかく密接している。
- さわったときに、実がかたく締まっている。

げる効果があるのです。そのようなパワーを持つ**みそと栄養豊富なゴーヤの組み合わせは、まさに更年期障害を撃退する最強コンビ。**女性のかたは、ぜひ、お役立てください。

（明治薬科大学教授、アメリカ・州立カンサス大学客員教授　本橋　登）

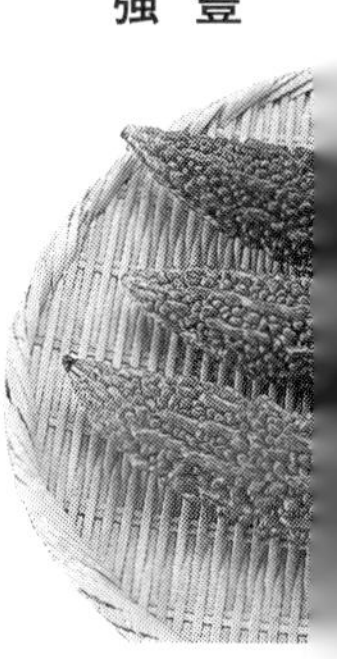

ゴーヤみその作り方

材料
ゴーヤ1本（二つ割りにして種とわたをとる）、ナス1個、油適量、みそ大さじ3、砂糖小さじ2強

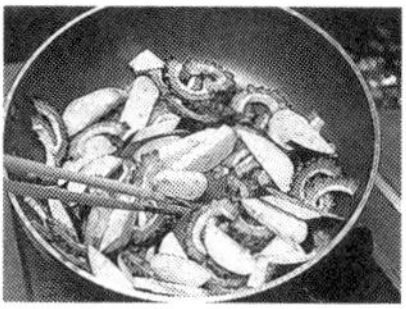

1 ゴーヤと二つ割りにしたナスは薄切りにし、油を引いたフライパンでいためる。

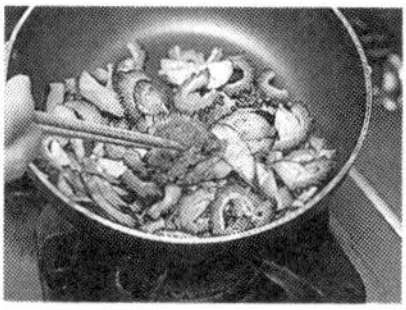

2 ゴーヤとナスに火が通ったら、みそを加え、からめながらいためる。

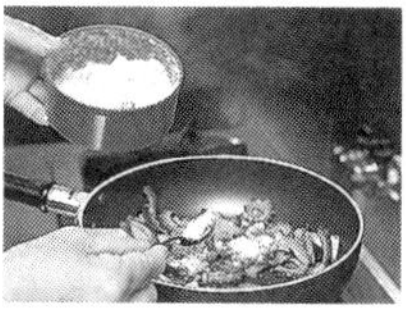

3 砂糖を加え、全体になじませる。

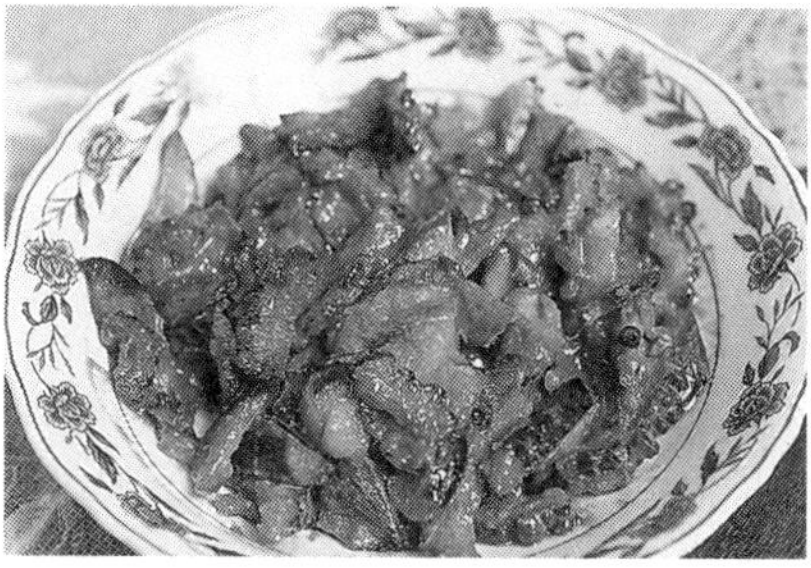

4 ゴーヤみそのでき上がり。好みによってほかの野菜を加えてもよい。冷蔵庫で1週間もつ。

胸十字ストレッチで頸椎や胸椎のゆがみをとり、女性ホルモンをアップする

●女性ホルモンは脳幹のゆがみでも分泌が減る

女性の中には、ストレスなどが原因で起こる「脳幹のゆがみ」によって女性ホルモンの分泌が低下している人が多くいます。脳幹は、大脳半球と脊髄《せきずい》を結ぶ脳のたいせつな部分。この部分には間脳があり、間脳の視床下部から指令を受けて、卵胞刺激ホルモンなどのホルモンが分泌されて卵巣を刺激。その結果、女性ホルモンが分泌されるのです。つまり、脳幹は「女性ホルモン分泌の司令塔」ともいえる部分です。しかし、この脳幹がゆがむと神経の伝達がスムーズにいかず、女性ホルモンの分泌がうまく行われなくなってきます。

●胸十字ストレッチで女性ホルモンアップ

そこで、ぜひとも試していただきたいのが、胸十字ストレッチです。このストレッチを行うと、早ければ試した翌日から肌がつやつやとしてきたり、さまざまな不快症状がきれいにとれたりして、女性ホルモンの分泌を実感できるようになるでしょう。

人間はストレスを感じると、くびから背中にかけての筋肉がかたくなり、その影響で胸《きょう》椎《つい》（背骨の胸の部分）と頸椎《けいつい》（背骨のくびの部分）がゆがんできます。すると、頸椎によって支えられている脳幹もゆがんで、その働きまで低下してしまいます。

これを解消するには、**頸椎や胸椎のゆがみをとり、脳幹のバランスをとり戻す必要があります。**この胸十字ストレッチを行うと、十字の形の状態を強く意識することで、頸椎や胸椎のバランスがよくなり、その状態でしっかり呼吸すれば、筋肉が正常に働き、頸椎や胸椎のゆがみがとれるのです。

胸十字ストレッチのコツは、クロスポイント（左図）の位置を正しくつかんでおくことです。クロスポイントの裏側には胸腺といって、免疫をつかさどり、ホルモンを分泌する器官があります。ですから、クロスポイントを意識しながら行う胸十字ストレッチで、胸腺が刺激されて女性ホルモンが分泌されるというわけです。

（ゴトウカイロプラクティック院長　後藤仁嘉）

ここがクロスポイント

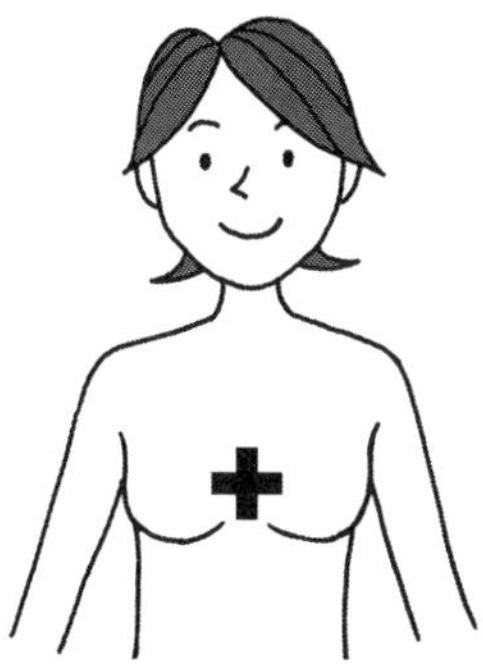

みぞおちの骨から上に向かって胸骨を押していくと、少し引っ込んだ部分（押すと少し痛む部分）がクロスポイント。

頭痛、肩こり、バストアップに効く！
胸十字呼吸のやり方

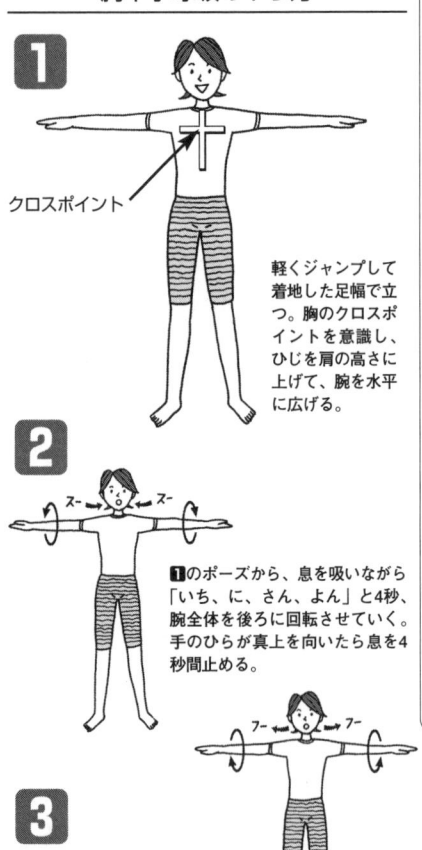

1

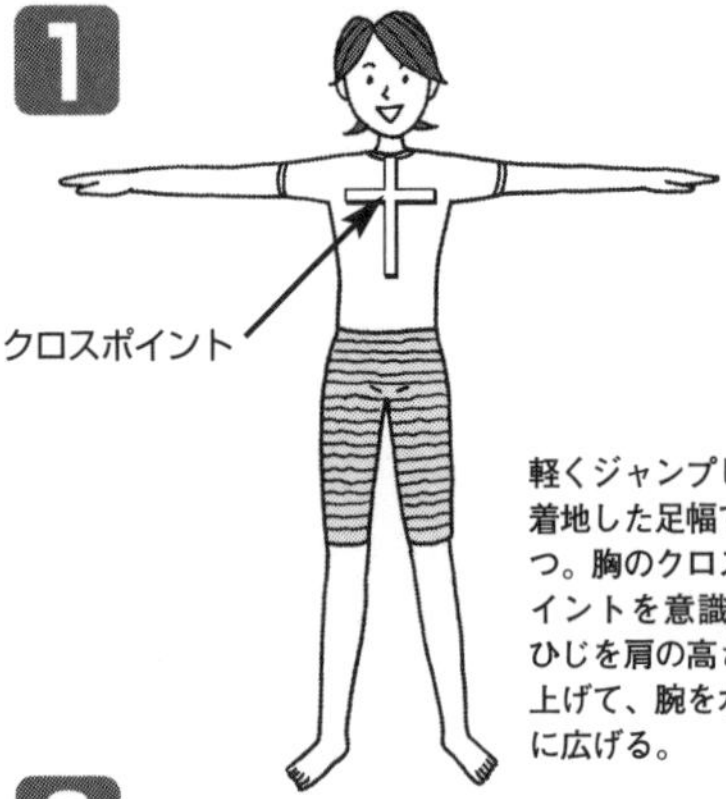

軽くジャンプして着地した足幅で立つ。胸のクロスポイントを意識し、ひじを肩の高さに上げて、腕を水平に広げる。

2

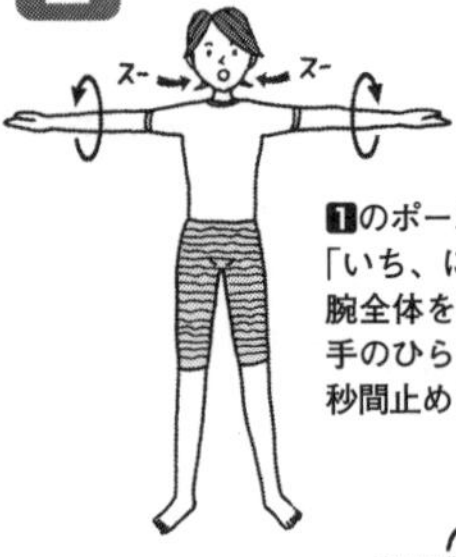

1のポーズから、息を吸いながら「いち、に、さん、よん」と4秒、腕全体を後ろに回転させていく。手のひらが真上を向いたら息を4秒間止める。

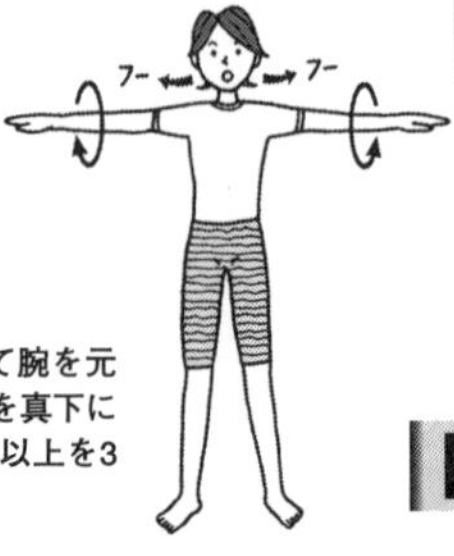

3

息を吐きながら8秒かけて腕を元に戻していき、手のひらを真下に向け、腕を下におろす。以上を3回繰り返す。

まず呼吸の基本をマスターしよう！

ポイント

鼻で吸って胸をふくらませ、口で吐いておなかをへこませる。

胸に手を当てて鼻から息を吸う。このとき胸が大きくふくらむのを手で確認しながら行うこと。

口で息を吐きながらおなかをへこませる。おなかの力をゆるめずに、力を入れたまま吐くのがポイント。

目安 1回3セットを寝る前に。

腰痛、生理痛、ウエストやせに効く
胸十字ステッピングのやり方

1

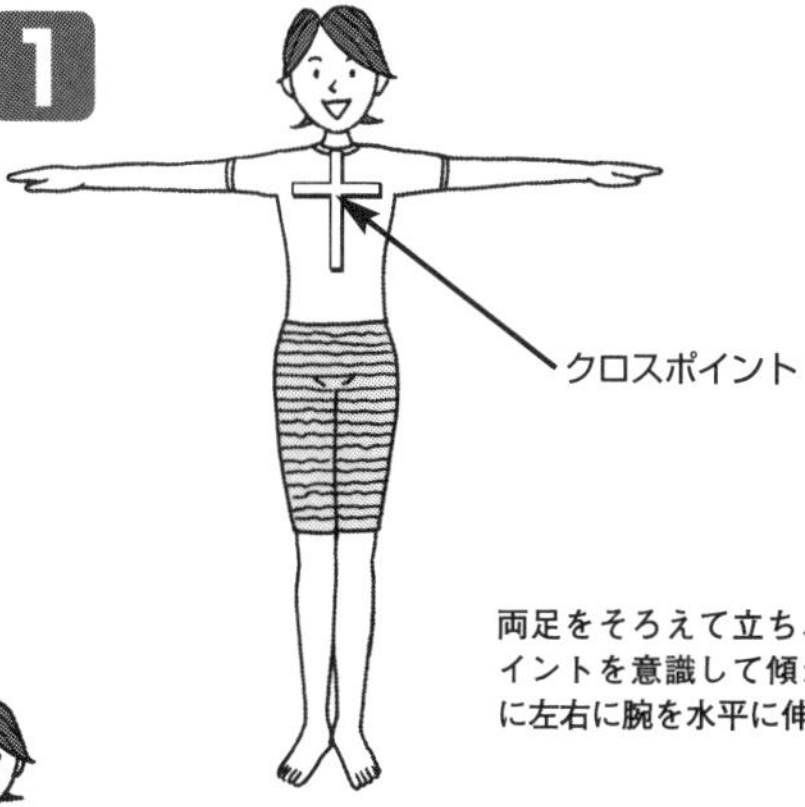

両足をそろえて立ち、クロスポイントを意識して傾かないように左右に腕を水平に伸ばす。

2

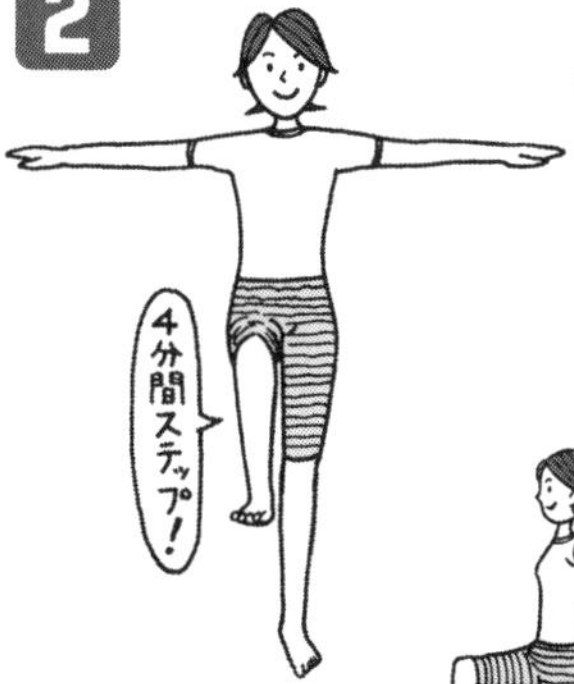

胸十字が傾かないように注意しながら足を上げる。できるだけ太ももを床に水平にして膝、足くびの角度を90度に。そのまま左右の足でステップする。これを4分行う。

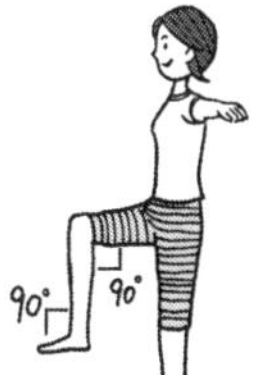

膝、足くびの角度は90度になるようにする。太ももは床と平行になる位置まで上げる。

3

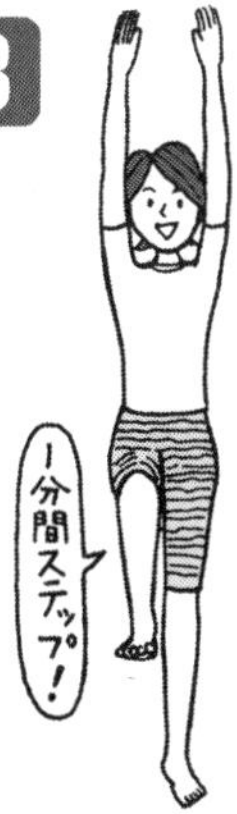

腕を真上に上げて1分ステップする。くるぶしと腕が一直線になるように行うのがコツ。

目安 1日5分を寝る前に。

生理痛や更年期障害を撃退する**足裏ヘナ**には、体内の毒素や老廃物を排出する力が

●ヘナはインドに古くから伝わる治療薬

ヘナとは、インドを中心にパキスタンやイランなどの西南アジアから北アフリカにかけて広く自生し、日本では指甲花《しこうか》、もしくはミソハギと呼ばれている植物です。私たちが目にするヘナは、この新葉を乾燥させて、粉末にしたものです。

ヘナには、殺菌作用や炎症を抑える効果があり、インドの伝承医学、アーユル・ヴェーダにおいては、皮膚病や皮膚炎、吹き出物、止血、やけどなどの治療薬として古くから使われていました。

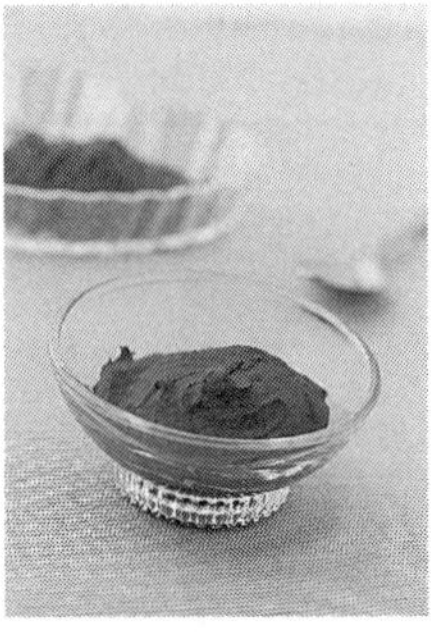

●ヘナが体内にたまった老廃物を排出させる

足の裏にヘナを塗ると、生理痛や更年期障害、卵巣嚢腫《のうしゅ》などを改善することができます。

ヘナはなぜ、更年期の女性のトラブルや、生理の悩みなどの婦人病に効果的なのでしょう

か。

婦人病は、子宮に余分な毒素や老廃物がたまった状態と考えられています。一方、ヘナには、体内にたまっている毒素や老廃物を排出する強い力、排毒作用があります。そのため、足の裏にヘナを塗ると、その成分が皮膚から吸収され、体全体に行き渡り、子宮内にたまった老廃物などを足の裏から排出し、結果的に女性ホルモンのバランスなどをととのえて、婦人病の症状を改善するものと思われます。

ではなぜ、老廃物が足の裏から排出されるのか。それは足の裏に全身のツボが集中しているからです。足の裏には内臓や生殖器、脳をはじめ、全身のありとあらゆる部分に反応するたくさんのツボが集中しています。体内に吸収され、老廃物や毒素をとり込んだヘナの成分は、足の裏のツボや尿から体外へ排出されるのです。

足の裏には腰や耳などのツボもあるため、ヘナは肝臓や膵臓のトラブル、腰痛や耳鳴りといった症状の改善にも効果をあらわします。また、足の裏にヘナを塗って直接患部に働きかけることは、水虫やうおのめの改善にも効果的です。

さて、ヘナを使うときに注意することが1点あります。へ

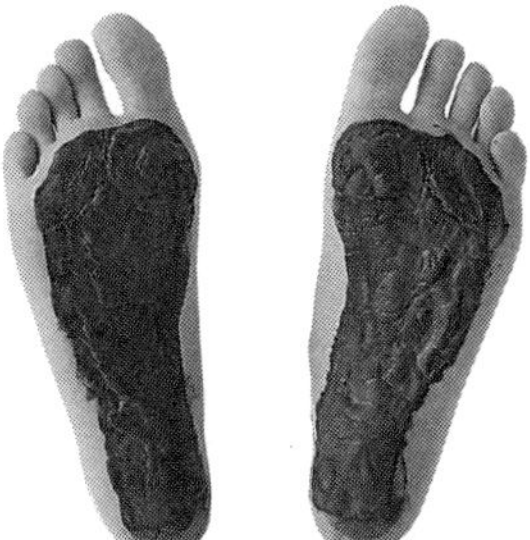

足裏ヘナのやり方

用意するもの
ヘナ約10g、水30mℓ、白ゴマ油（2〜3滴）、いらないタオル2枚、ラップ、スプーン

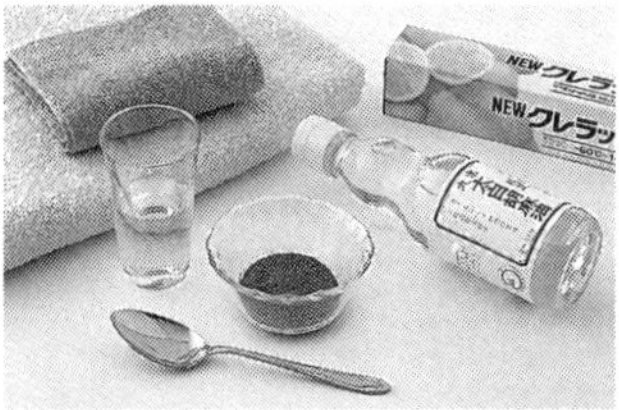

1 ヘナに水を加え、よくかきまぜる。

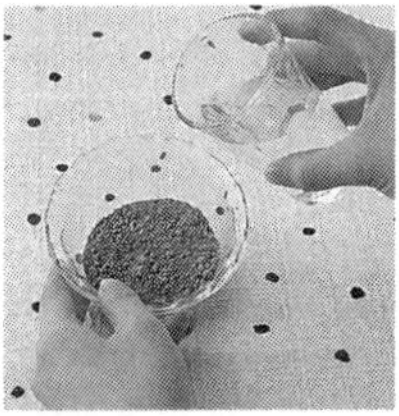

2 ケチャップ程度のかたさになったら、ラップをかけ、3時間ほどおく。

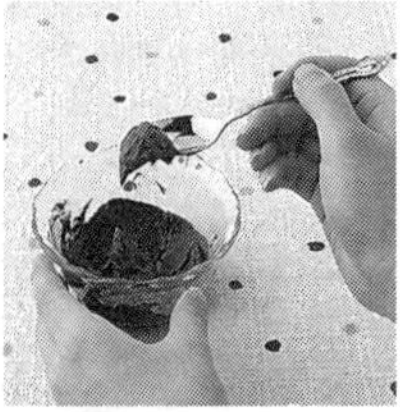

3 ペースト状になったヘナに白ゴマ油を入れ、さらによくまぜる。

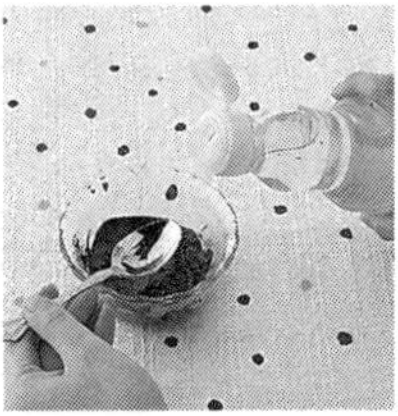

4 床が汚れないようにタオルを敷き、両足に塗る。落ちにくいため、指の裏には塗らない。

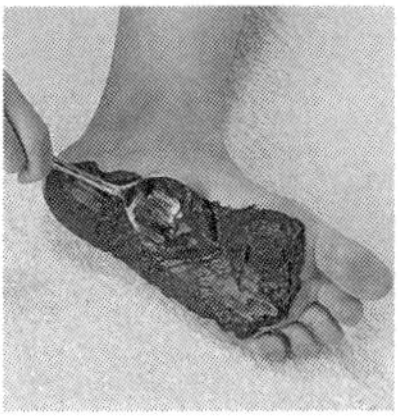

5 塗り終わったら足をラップで巻き、30分から1時間ほどおく。

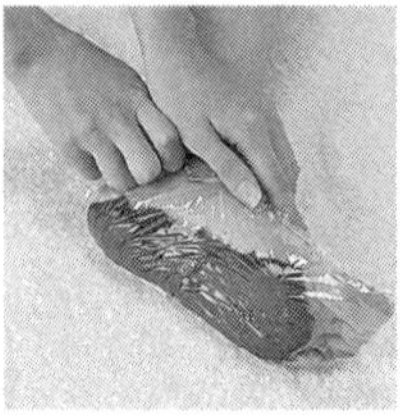

6 シャワーでヘナを洗い流し、足の裏をタオルでふく。

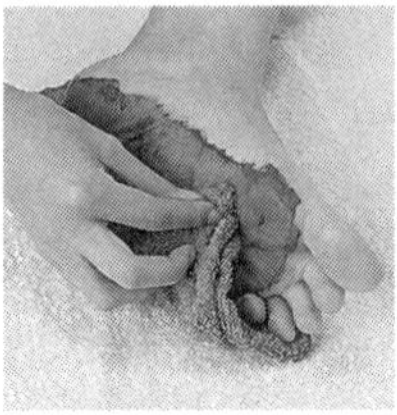

目安

1カ月に1回。
さらに効果を望む人は、毎日行う。

ナを足の裏に塗ると、「好転反応」が起こるケースがみられるということです。

好転反応とは、病状が回復している途中で病気のもとが体の外に出ていくために起こる反応です。これは、長年体内に大量の毒素をため込んでいる人にあらわれがちな症状です。たとえば、体にかゆみが起こったり、熱が出たりと、その症状はさまざまです。その人の病気の期間や症状の程度によっても、好転反応の強さや期間も変わってきます。

好転反応があらわれたときは、ヘナの使用をいったん中断してください。数週間で好転反応が終わります。そうしたら再び足裏ヘナを始めてください。好転反応により体質が変わってきているので、ヘナの効果がますます上がることでしょう。

（イネイト・ムラマツ　アーユル・ブエーディック・アロマ・セラピスト　村松美智子）

市販されているヘナ（値段は税抜き）

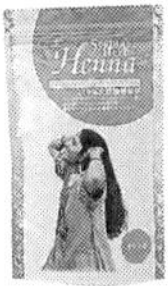

インドの契約農場で栽培された良質なヘナを使用した「シーマズ　ヘナパウダーNo.1」（100ｇ・1200円）。ムクティ＝電話054・221・9223、または健康プラザ・パル＝0120・548・086

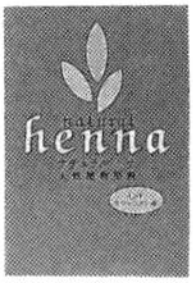

インドのラジャスタン産のヘナを使用した「ナチュラルヘナ」（70ｇ・800円）。ネパリ・バザーロ＝電話045・891・9939、または健康プラザ・パル＝0120・548・086

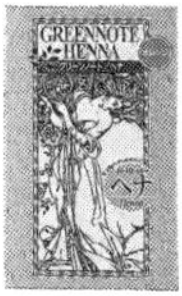

インドで有機栽培された良質のヘナを使用した「ハーバルカラーヘナ　オレンジブラウン」（100ｇ・1500円）。グリーンノート＝電話03・3366・9701、または健康プラザ・パル＝0120・548・086

米ぬかアラビノキシラン誘導体で更年期にくずれがちなホルモンバランスをととのえる

●更年期障害の原因は環境とホルモンバランスのくずれ

女性に更年期障害の症状があらわれるのは平均して45～55才ころ。ちょうど閉経時期で、ホルモンバランスのくずれが原因のひとつと考えられています。心身ともに苦痛な更年期障害を改善するには、まず落ち込みがちな気持ちをできるだけ明るくするよう努めること。おしゃれや友人との会話、旅行、軽い運動もリフレッシュになってよいでしょう。

また、低下した免疫力を高めることも、更年期障害を軽減・改善できる方法のひとつです。その免疫力向上に効果があるのが、米ぬかアラビノキシラン誘導体です。

●免疫力アップの味方、米ぬかアラビノキシラン誘導体

米ぬかアラビノキシラン誘導体は米ぬかが主成分の、免疫力向上やホルモンバランスをととのえる働きがあるサプリメント。米ぬかが原料ですから副作用の心配もなく、食物繊維も豊富。こまかく分解されているので体内にすばやく吸収され、便秘にも効果的です。

便秘は、体に老廃物をため込み体内細胞が活性化できない、いわば免疫力が低下しつつある状態です。便通をスムーズにすれば、腸内細胞も活性化し、免疫力も増強。体内、つまり腸内が、常時きれいに保たれることから、体力アップや老化防止にもつながっていきます。さらに女性ホルモンと同じような働きをする大豆イソフラボンや、不眠症やうつの解消に役立つギャバと併用すれば、多くの更年期障害の症状を軽減できるでしょう。

●生理時の不調に悩む若い人にもすすめたい

米ぬかアラビノキシラン誘導体は、近年多くみられる若年性更年期障害、つまり若い人の月経障害にも効力を発揮します。生理時の頭痛や腹痛、胸の張りなどでは、ホルモンバランスをととのえるために試してください。

体内細胞やさまざまな臓器、疾患にかかわるネットワークともいうべき免疫力。この免疫力や自然治癒力を正常化させることは、すなわち体全体のバランスをととのえ、健康へと導いていくということです。心身ともにつらい更年期障害の克服には、まずは米ぬかアラビノキシラン誘導体で免疫力向上を目ざしてみましょう。苦痛だった更年期障害がきっと軽減され、ホルモンバランスもととのい、更年期前の健康的な日々をとり戻せるはずです。

（神戸アドベンチスト病院産婦人科医長　辺見貴至）

たくましさや若さをつくり出す**男性ホルモン**が減ると、男性も更年期の症状に悩まされる

●意欲の低下や精力減退、冷えやのぼせも起こる

女性ホルモンが女性らしい美しさや若々しさをつくり出すホルモンであるのに対して、男性ホルモンは男性のたくましさや若さをつくり出すホルモンです。

男性ホルモンの主役となるのはテストステロンで、精巣でつくられ分泌されます。精巣は睾丸《こうがん》とも呼ばれ、左右1つずつあり、陰嚢《いんのう》という袋におさまっています。精巣は精子をつくるという重要な働きをしていますが、同時にテストステロンを分泌する内分泌腺でもあります。

男性は思春期になると、男性ホルモンの分泌に大きな変化が起こります。下垂体前葉から指令が出て、精巣がテストステロンを大量につくり、分泌するようになるのです。

その結果、筋肉が発達した男性らしいたくましい体が形成され、声も低くなり、ヒゲなどの体毛も濃くなって、生殖器の働きも高まります。また、性格が攻撃的になり、体力や気力が充実し、競争心や闘争心がはげしくなるのも、このホルモンの影響によるもので

す。

男性ホルモンの分泌のピークは30代の初めで、その後は徐々に分泌量が減っていきます。女性の場合、40代を過ぎると女性ホルモンの分泌が急激に減少しますが、男性では女性ほど急激にホルモンが減少することはありません。

そのため、男性には女性のような更年期障害があらわれないと長い間考えられていました。ところが、最近では男性にも女性の更年期のように男性ホルモンが急激に減って、さまざまな症状に悩む人がいることがわかってきました。たとえば、男性ホルモンの低下から、女性の更年期障害と同様にのぼせ、冷え、めまい、イライラ、動悸、頭痛、肩こりなどを訴える人もいます。うつ病や不眠を訴えることもあります。

男性ホルモンの低下でみられる症状

- 精力減退
- 前立腺肥大
- 冷え症
- 意欲の低下
- 不定愁訴

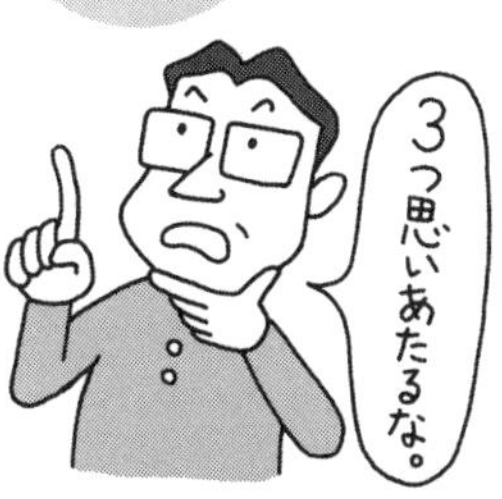

冷え症は女性だけでなく、実は男性にもふえています。男性ホルモンの不足によって、全身の血流が悪くなるためです。

男性ホルモンが低下してくると、意欲が低下したり、うつになったりするのも、もともとこのホルモンは男性のやる気を起こさせる働きを持つからです。男性ホルモンの低下から前立腺肥大を引き起こし、頻尿《ひんにょう》や残尿感を訴えるようになるのもよく知られています。

また、男性ホルモンは男性の若さの源なので、これが不足すると外見的にも筋力が低下して中年太りになったり、顔にもシワがふえたりしていきます。

男性ホルモンの減少は、加齢とともに徐々に進んでいきます。そのため、気がつかないうちに男性ホルモンの不足からさまざまな症状があらわれている人が少なくありません。最近では運動不足や深刻なストレスの影響で、男性ホルモンが減少している人もたくさんいます。

元気がない、頻尿や残尿感などがある人は「年のせいかな」と思う前に、ぜひふやす努力をしましょう。**男性ホルモンの不足を解消すれば、10才くらいは若返ることも不可能ではありません。**

（東京女子医科大学名誉教授・西新宿プラザクリニック院長　出村　博）

ゆっくりスクワットで下半身や背中の筋肉をふやして男性ホルモンをアップする

●毎日つづければ効果が高まる

ゆっくりスクワットを定期的につづければ、筋肉が確実に増強されて、それにつれて男性ホルモンがふえて、体が若返るだけでなく、やる気がわいてきて毎日充実して暮らせるようになります。

どうして筋肉をふやすと男性ホルモンがふえてくるのでしょうか。トレーニングをして筋肉を鍛えると、男性ホルモンが分泌されて、筋肉がふえていきます。すると、体は男性ホルモンの必要量がふえたと判断して、精巣に男性ホルモンをもっと増産するように指令を出すのです。ですから、筋肉がふえると男性ホルモンの分泌もふえるのです。

ただし、運動で筋肉を鍛えて男性ホルモンの分泌を効率よくふやすには、3つの条件があります。

①のんびりとやるより少しはげしく筋肉を鍛える。
②体の中でできるだけ大きな筋肉をたくさん使う。

ゆっくりスクワットのやり方

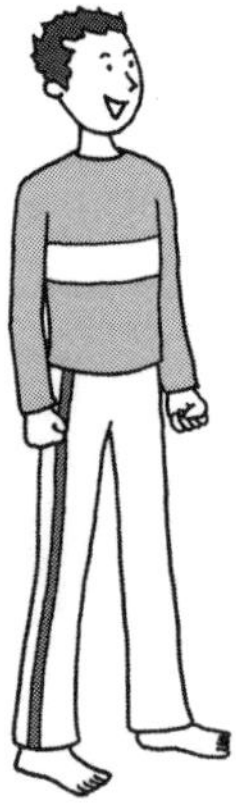

1 両足を肩幅よりもやや広めに開く。背筋を伸ばしてまっすぐ立つ。

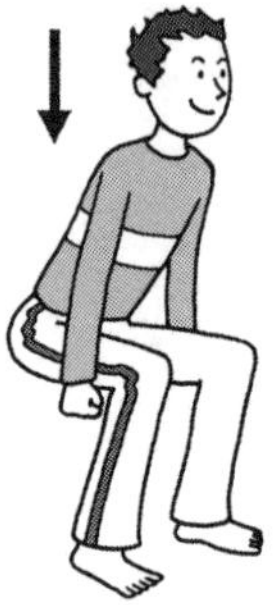

2 お尻を後方へ突き出し、膝を曲げる。太ももが床と平行になるまでしゃがんだら、膝を伸ばして立ち上がり、元の姿勢に戻る。

目安 1日10回を5セット。

ONE POINT
立ち上がるときは足全体で床面を押すような感じで行う。
膝がつま先よりも前に出すぎないようにする。

③1つの運動でたくさんの関節を使う。

これらの条件をすべて満たしているのが、ゆっくりスクワットです。スクワットはかなりはげしい運動ですが、年齢に合わせてそのはげしさを調節できるという便利さも備えています。

また、1つの運動で背中や下半身の大きな筋肉を総動員しますし、背骨、股関節、膝、足くびなど多くの関節を同時に使う運動でもあります。

ゆっくりスクワットは毎日定期的に長くつづけることで、効果が高まります。毎日の習慣にして男性ホルモンをふやしてください。

（健康体力研究所顧問　野沢秀雄）

5章

知っておきたい 治療と検査

まず、別の病気でないことを確認し、**体と心の両面を検査**する

●除外診断＝別の病気はないか、診断する

自律神経失調症の診断は現在、除外診断と積極診断という2つの方法を用い、心と体の全面にわたる検査を実施しています。

自律神経失調症の症状は不定愁訴と呼ばれるさまざまな症状ですが、場合によっては何か別の病気のせいで不定愁訴があらわれることもあります。そこで、まず腫瘍《しゅよう》や潰瘍《かいよう》のように臓器にはっきりした変化が認められる器質的疾患の有無を調べ、ほかの病気の可能性を除外していきます。この診断が除外診断です。

血液検査や尿検査、X線撮影など、内科の一般検査を中心に、必要に応じて内視鏡や脳波の検査などを行います。また、この時点でうつ病やヒステリーなど精神科領域の病気が疑われる場合は、その診断を受けます。

●積極診断＝心と体の両面からアプローチする

除外診断でほかの病気がないことがわかったら、体と精神の両面から積極的に自律神経失調症の診断を行います。これを積極診断といい、次のような方法が用いられます。

■身体面の検査　血圧や脈拍などの検査のほか、薬物によって自律神経の働きを調べる薬理検査、体位変換時の心電図、呼吸機能など、さまざまな面から自律神経の働き方を調べます。なかでも、メコリール試験は、自律神経中枢の乱れを知る重要な薬理検査です。

■心理面の検査　検査の中心は、主に面接と心理テストです。自律神経失調症の検査は従来、心理面へのアプローチがおろそかになりがちでしたが、**最近は心理面の検査法も充実し、検査の中の重要な比重を占めるようになってきています。**

・面接…病気の始まりからこれまでの経過、それまでに受けた治療や対策、周囲や本人が病気の原因についてどう考えているかなどを、まず調査表に記入します。この調査表をもとに医師と面接を行い、医師が患者の問題点を探り出します。

・心理テスト…現在よく利用されているのは、アメリカのコーネル大学で開発された心理テストを日本人向きに改良したテストです。これは、体に関する43の質問と精神症状に関する51の質問からなり、いずれも回答が10以下である場合を正常と判定します。主に自律神経失調症のスクリーニング、つまり疑わしい人をピックアップするときに使われます。

（初台関谷神経科クリニック院長　関谷　透）

「自分は自律神経失調症である」と納得することから始まる

●自分に都合のよい回答を求めるのはNG

自律神経失調症の治療は、まず本人が自分の病気をよく知り、治そうという意識を持つことから始まる、といっても過言ではありません。

ところが、これが容易ではないのです。その典型がドクターショッピングといわれる状態でしょう。これは、あたかも「買い物をするように転々と医師や病院をかえるさま」を表現した言葉です。自律神経失調症に悩む少なからぬ人は、不定愁訴の原因が自律神経失調症であり、性格や精神的な問題が病気の原因であることを説明しても、容易に納得しようとしません。なんとか、身体面から病気を説明してもらおうと自分に都合のよい回答を与えてくれる医師をさがして病院を転々とすることになるのです。

自律神経失調症は薬だけで治る病気ではありません。**医師の説明に納得する、治療の動機づけが非常に重要なことです。**動機づけができたら、薬物療法と精神療法を併用し、具体的な治療に入ります。

（初台関谷神経科クリニック院長　関谷　透）

薬物療法——いずれのタイプの自律神経失調症にも効く

●4タイプの薬で症状を緩和する

自律神経失調症はタイプごとに治療法が異なりますが、**薬物による療法はどのタイプの症状にも有効です**。その薬剤には、主に次の4つの種類があります。また、このほかに、症状に合わせて抗うつ剤や睡眠を誘導する薬などを使うこともあります。

●①自律神経調整剤＝神経に直接働きかける

直接、自律神経の中枢に作用して、その安定をはかる薬です。精神安定剤とは異なり、眠けやふらつきなど精神面に影響することはなく、長期にわたって使用できるのが利点です。とくに心因の関係しない本態性自律神経失調症の治療には効果的です。

●②精神安定剤＝神経症型や心身症型にとくに効果が

精神を安定させる薬で、主として不安や緊張感をやわらげるところから、「抗不安剤」

自律神経失調症の治療に用いる主な薬

薬物分類	薬品名	商品名	作用・特徴	特記事項
①自律神経調整剤	ベラフォリン	ベレルガル	自律神経中枢（間脳、視床下部）に働く。	副作用が少なく、長期使用に耐える。
	γオリザノール	ハイゼット		
	トフィソパム	グランダキシン		
②精神安定剤	クロルジアゼポキシド	バランス コントール	抗不安作用が強いため、「抗不安剤」とも呼ばれている。情動と関係する視床下部にも作用して、自律神経系の緊張を鎮静する。	副作用として、眠け、めまい、脱力感などのほか、手足のしびれ感や性欲減退をもたらす。アルコール飲用時には併用できない。
	ジアゼパム	セルシン ホリゾン		
	メダゼパム	ノブリウム レスミット		
	クロキサゾラム	エナデール セパゾン		
	アルプラゾラム	ソラナックス コンスタン		
	クロチアゼパム	リーゼ		
	エチゾラム	デパス		
③ビタミン剤	ビタミンEなど	ユベラ ユベロン	下垂体のホルモンのバランスを保つ。	他剤との併用に奏効。
④ホルモン剤	エストロゲン	オバホルモン	更年期障害、月経前緊張症の改善に有効。	医師の指導を要する。

自律神経失調症の
それぞれのタイプの治療法

	薬物療法		精神療法
	自律神経調整剤	精神安定剤	
1神経症型	—	効果大	効果大
2心身症型	効果あり	効果大	効果あり
3本態性自律神経失調症型	効果大	—	—

とも呼ばれます。心因の大きい神経症型や精神面と身体面が相互に関与している心身症型にも非常に効果があります。

ただし、服用中は眠け、めまい、ふらつき、脱力感などの副作用が伴うので、車の運転や危険な作業は中止。飲酒も控えなければなりません。

●③ ビタミン剤＝神経のバランスを保つ

自律神経のバランスを保つにはビタミン剤が重要です。ビタミンA・B群、Cはもちろん、ビタミンEが注目されています。

●④ ホルモン剤＝医師の管理のもとに使用

更年期や卵巣摘出後の女性にあらわれる自律神経失調症によく使われます。しかし、ホルモンの働きは複雑なので、使用は医師の管理のもとに慎重に行わなければなりません。

（初台関谷神経科クリニック院長　関谷　透）

精神療法――心の治療だけでなく、体へのアプローチも必要

●心から体へ。体から心へ

精神療法には、精神面から体にアプローチする心理療法と、体から精神面に影響を及ぼす自律訓練法やバイオフィードバック療法、その両方にまたがる森田療法があります。

●一般心理療法＝混乱や誤解を整理・解決する

心の中の混乱や誤解を、言葉や物、態度などで整理、解決していく方法です。治療の目的により、患者を支持して自信を回復させる支持療法、患者に自由な自己表現の場を与えて内的な問題を解決する表現療法、患者自身に自分の外部との適応法の誤りを自覚させる洞察療法、適応訓練を積む訓練療法などが行われます。

●自律訓練法＝自律神経失調症の人の7割に効果

自律訓練法は、ドイツの精神医学者シュルツによって考案された方法で、体の力を抜い

てリラックスすることにより精神や体の安定をはかる方法です（14ページ）。この特徴は、患者が治療をみずから行うという点。1日3回ずつ練習を行っていけば、心の安定から始まり、最終的には自身であたたかみや冷たさを意識できるまでになります。この間、医師は指導者となります。**つづければ、自律神経失調症の7割の人に効果があるといわれます。**

●バイオフィードバック療法＝緊張を自覚し、リラックスに努める

外部の刺激に対する体の反応、たとえば血圧や皮膚温の変動を音やグラフで患者に示し、それによって患者が自分の状態を制御できるように訓練する方法です。人と会話をするときにひどく緊張する人であれば、皮膚温が上昇したときにブザーが鳴るようにしておきます。こうすると、患者は自分が緊張していることを自覚し、リラックスするよう努めます。繰り返すことによって、やがて装置がなくても自分をコントロールできるようになります。

●森田療法＝あるがままを受け入れる

あるがままに状況を受け入れ、心の安定をはかる方法。日本の精神風土を反映した方法として世界に知られています。ほかに、これまでの悪習を断ち切る行動療法、本来の自分を見つけていく交流分析療法などもあります。（初台関谷神経科クリニック院長　関谷　透）

ストレスドックでストレスの正体を知れば、心も体も元気になれる

●自分のストレス度を認識し、アドバイスを受ける

自律神経失調症にはストレスが大きな影響を及ぼしています。そのストレスの正体を見きわめる手助けになるのがストレスドック。ストレスドックでは、性格診断テスト、心理カウンセラーや精神科医との面接、身体検査、脳波の測定で自分のストレス度、性格、行動を認識し、専門家のアドバイスを受けることができます。

本書では、平成6年に、公的機関では全国で初めて設置された大阪府こころの健康総合センターに取材。心理カウンセラー・佐藤俊子先生と精神科医師・亀岡智美先生に伺ったお話を紹介しながら、ドックのポイントを報告します（なお、公的機関のストレスドックをさがすときは、都道府県の精神保健福祉センターや市民窓口に問い合わせましょう。心療内科や精神科のある病院で似た検査コースを設けている医療機関もあります）。

（以下は、ストレスに悩まされている編集部の記者Hが、実際にストレスドックを受けたレポートです。）

①内容と流れの説明 15分

まずは、受診者全員でドックの内容や流れの説明を聞く。

「現代ではどんな人でも、なんらかのストレスをかかえているといわれています。ご存じのとおり、ストレスは適度であれば意欲や頑張りのもととなりますが、過度になると病気につながるおそれもあります。けれども、ストレスドックで自分のストレスの状態を知り、適切な対処と上手なストレス克服法を身につければ、ストレスはけっしてこわいものではありません」（心理カウンセラー・佐藤俊子先生）

②性格や行動をチェック 40分

日ごろの生活や、自覚しているストレス症状などを問診表に記入。たとえば、こんな項目に答える。「日常的なイライラはあるか」「身の回りに大きなイベントはあったか」「体や気分に不快を

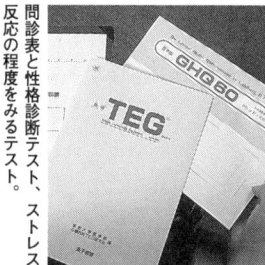

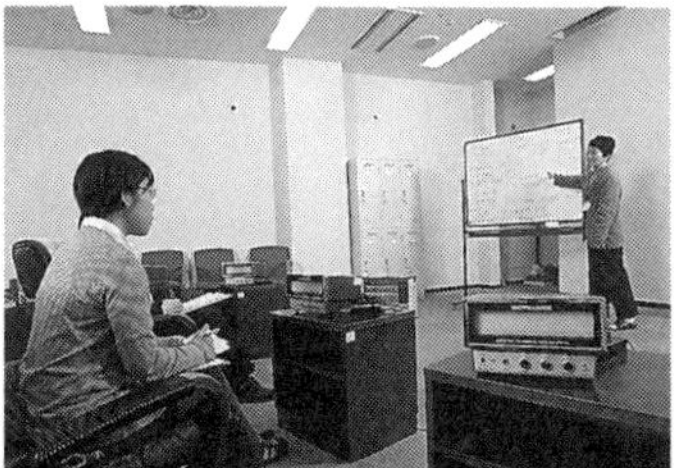

問診表と性格診断テスト、ストレス反応の程度をみるテスト。

感じているか」「行動がアグレッシブなほうか」「ストレスにどの程度対処できるか」。

あわせて、性格や行動パターンを知るためのテストにも回答する。問題は200問以上。ストレスをためやすい性格の人は、頑張りすぎる人、周りの人に合わせようとしすぎる人など。悩みを相談できる人がいるかなども、ストレス克服のためには重要なポイント。また働きすぎや睡眠不足、不規則な食生活などもストレスの原因になる。喫煙や過度の飲酒ももちろん要注意だ。

③ カウンセラーと面接 40分

「問診表の『ストレスが気になる』というところに○がついていますが、とくに気がかりなことはありますか？　仕事が忙しい？　徹夜することもある？　それはいけませんね」

心理カウンセラーの先生と面接。やさしくていねいに話を聞いてもらう。面接では、問診表ではわからない部分もしっかりフォロー。悩みをかかえている人も、安心して打ち明けられそうだ。

カウンセラーに生活や悩みをより具体的に話すことで、自分の

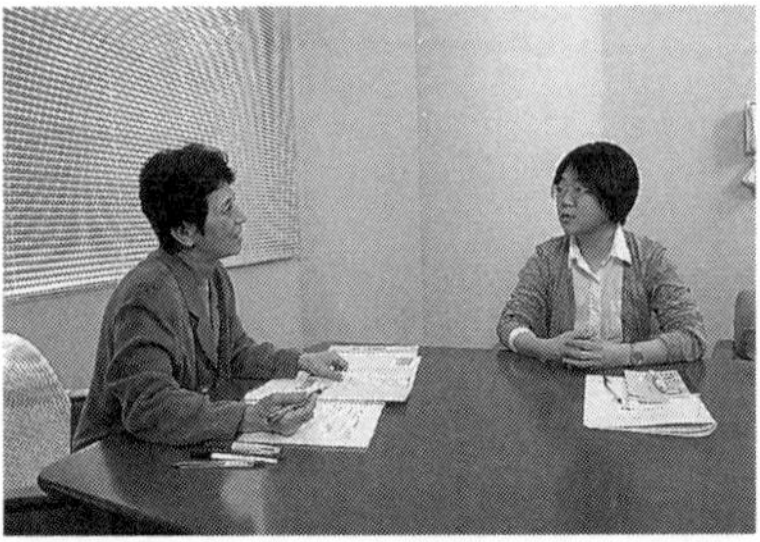

生活や考え方をふり返り、ストレスを克服するための材料を導き出してくれるのだ。

④身体測定と血液検査 10分

つづいて体重と身長、血圧を測定。なんと、やせすぎや肥満、高血圧なども、ストレスと密接に関係しているそうだ。ストレスはさまざまな生活習慣病の経過にも悪い影響を与える。

さらに、採血による血液検査で血糖値・肝機能などの数値を調べ、身体面のチェックをする。

⑤不安と緊張度を測定 30分

不安や緊張が起こりやすいかを調べるために、脳波と心拍数の変化、眼球運動やあごの筋肉の動きを検査する。体を伸ばして、ゆったりとすわった状態で測定。服は着がえなくてよい。

不安や緊張が起こりやすい人は、脳波に速い波形ばかりが出たり、目の動きが落ち着かない、顔がこわばるなどの反応が出る。集中力や意欲などに関係する大脳の働きも測定される。

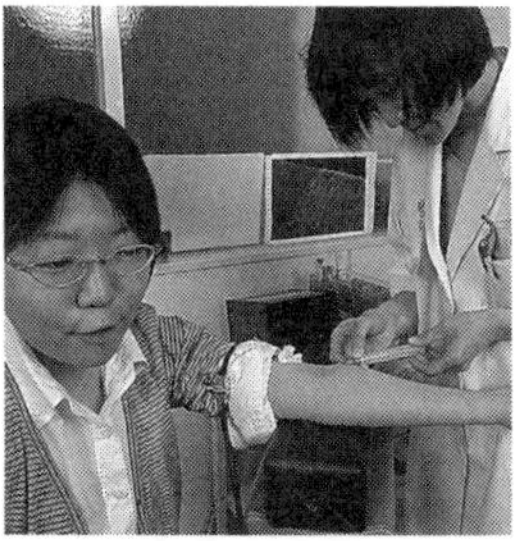

血液検査の結果は、後日郵送される結果表に記載される。

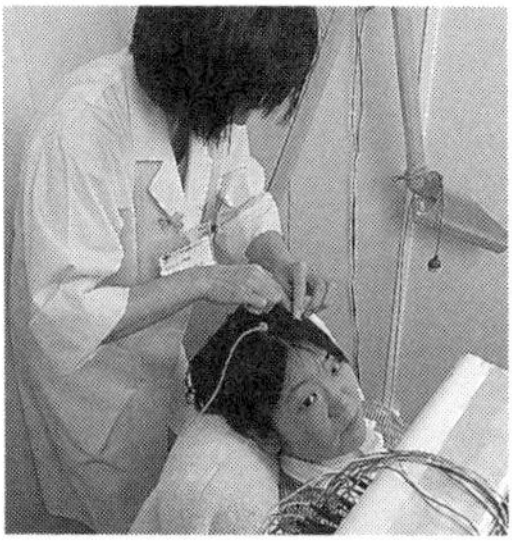

頭と顔に電極をつけて、脳波を測定。写真は準備中の様子。

⑥医師からのアドバイス 30分

最後に、精神科医師の亀岡智美先生がストレスへの対策をアドバイス。

「あなた（記者）はきちょうめんで神経質な性格のようですね。ストレスがあると知りながらなんでも完全にやろうとして、自分でストレスを悪化させる傾向にあります。目標への見方を変えて、気分的な余裕を持つように心がけましょう」との助言をいただく。

その後、ストレスについての簡単な講義と、自律訓練法というリラックス法を習う。脱力、深呼吸、自己暗示などで、心身の緊張をときほぐすのだ。これならば、忙しくても短時間でリラックスできそう。

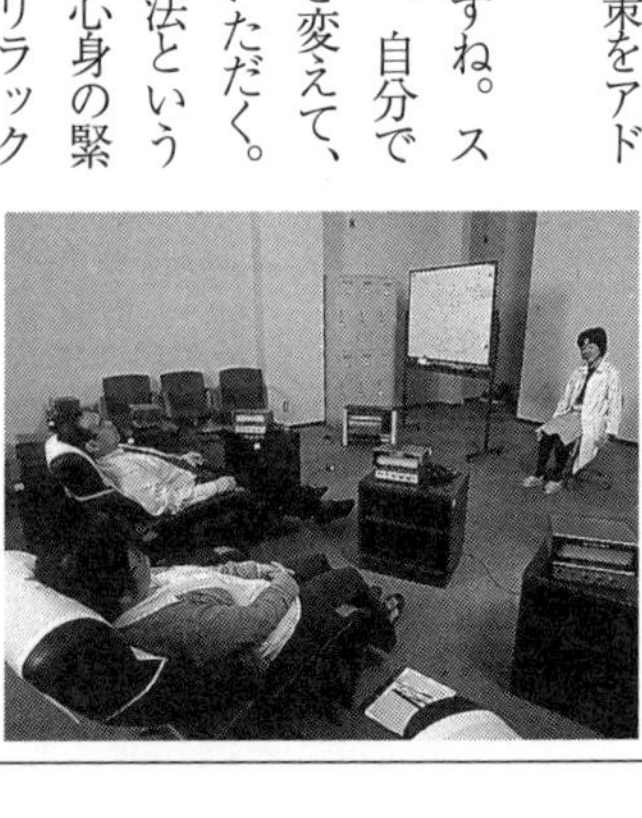

大阪府こころの健康総合センター

大阪市住吉区万代東3－1－46　電話06・6691・2811

ストレスドックは予約制で毎週月曜・木曜　13時～17時40分まで。費用は8400円。ほかにリラックスセミナー（予約制、毎月1回、3000円）やリラックス体験（予約制、火曜日、1500円）も行っている。

●ストレスドックを受けてみて

「所要時間は4時間半と長いにもかかわらず、少しも疲れなかった。スタッフや先生がたの親身な対応もあって、心身ともに晴れ晴れ。悩みも吹き飛ぶ感じがした。血液検査や脳波などによって、自分では気がつくことができない心身の状態を知ることができたのは大きな収穫。心と体の状態を自分で確認して、前向きに対処することがストレスをためないコツだとさとった」（記者H）。

後日、検査を総合的な面から検討した結果が、郵送されてきた。リラックスセミナーへの参加や、病院での治療をすすめられる場合もあるという。

（編集部）

※本書は、一部を除き、月刊誌『健康』に掲載された記事に加筆・修正のうえ、再構成したものです。

※現在、治療を受けている場合は、担当の先生とよくご相談ください。

自律神経失調症がみるみる改善する100のコツ

平成18年6月30日　第1刷発行
平成25年3月31日　第7刷発行

編　者　主婦の友社
発行者　荻野善之
発行所　株式会社主婦の友社
　　　　〒101-8911東京都千代田区神田駿河台2-9
印刷所　中央精版印刷株式会社

■ 乱丁本、落丁本はおとりかえします。お買い求めの書店か、資材刊行課（電話03-5280-7590）にご連絡ください。
■ 記事内容に関するお問い合わせは、主婦の友社書籍・ムック編集部（電話03-5280-7537）まで。
■ 主婦の友社発行の書籍・ムックのご注文、雑誌の定期購読のお申し込みは、お近くの書店か主婦の友社コールセンター（電話0120-916-892）まで。
＊お問い合わせ受付時間　土・日・祝日を除く　月〜金　9:30〜17:30
■ 主婦の友社ホームページ　http://www.shufunotomo.co.jp/

ISBN978-4-07-251498-6